臨床に即応できる！

7 総義歯吸着への つのステップ + Q&A

コピーデンチャーテクニックと総義歯臨床Q&A

著 村岡秀明

HYORON

序

　咬合も歯列も崩壊し，どのように治療したらよいかと頭を抱えるような患者さんが来院したとき，診断の基準とするために「この人に総義歯を入れたら……」とイメージしています．つまり，オーバーデンチャーもどきに，残存歯の上にかぶせるように総義歯を入れてみるのです．そうすると，どう治療すべきかの形がみえてきますから，ぜひ試してみてください．

　しかし，ここに大きな壁があります．それは，総義歯のあるべき形がわかっていなければ，入れる総義歯のイメージを持てないことです．同じことが，床縁の形が悪い，咬合関係も悪い総義歯を入れている患者さんが来院したときにもいえます．そして形だけではなく，総義歯臨床ではわかっていないと治療を進められないポイントがいくつかあります．それが「総義歯は難しい」といわれる理由だと思います．

　そこで，誰でもが外れない総義歯製作というゴールへたどり着くための"簡単・確実・効率的"な道筋を作りました．それが本書にまとめた「総義歯吸着への7つのステップ」です．総義歯の維持安定を求め，患者さんに満足していただける義歯を作るための一番の近道は，総義歯の形を知り，咬合を理解し，そして最後はコピーデンチャーを利用して総義歯を作る，この「7つのステップ」を知ることです．

　無歯顎になると，程度の差こそあれ歯槽骨は吸収し，診断や治療の拠り所がなくなっています．そこに新しいものを構築するのは大変なことです．そこで，旧義歯を利用するのです．旧義歯を複製し，その複製義歯（コピーデンチャー）を改造することにより，旧義歯の問題点を解決し，理想的な総義歯を作っていくのが一番簡単で確実な方法です．

　本書では，「7つのステップ」をたどりながら，患者さんに満足していただける義歯を製作するための方策を述べましたが，初心のうちは，何回でもコピーデンチャーを作り，挑戦していただきたいと思います．旧義歯自体に手をつけなければ，何回でもやり直すことができます．ぜひトライしてみてください．

＊

　本書は，2009年9月に初版を発行しましたが，お陰をもちまして版を重ねることができました．そしてこのたびさらなる重版の機会を迎え，これまでお読みいただいた先生方へのお礼の気持ちも込め，より本書の内容を充実させる方法はないかと考えました．そこで思いついたのが，2003年8月に発行した『総義歯臨床ワンポイントQAブック』から今なお意義のあるQ&Aをピックアップし，さらに回答内容を見直して第Ⅲ章とし，本書に増補することでした．

　現在も，講演後の質疑応答などでは様々なご質問を頂戴しますが，ここに収めたQ&Aは，いわばFAQともいえるもので，その大部分を代表するものとなっております．

　7つのステップをもっと理解するために，ぜひご活用いただければ幸いです．

2016年3月
村 岡 秀 明

＊なお，本書の写真は，デジタルビデオから取り出したため一部鮮明でないものもあるが，ご容赦いただきたい．

目次 CONTENTS

- 序 …3
- コピーデンチャーテクニックの流れ …6
- コピーデンチャーテクニックの使用材料 …7

第I章 総義歯吸着への7つのステップ …11

STEP1 ▶ 形を覚える …12

STEP2 ▶ 「お・や・ま」の法則を知る …16

STEP3 ▶ 骨の形を採ること，外形線がないことを知る …18

STEP4 ▶ 維持安定の原則を知る──総義歯はどこで押さえられているか …22

STEP5 ▶ 咬合を理解する …24

 1. 咬合平面 …24

 2. 垂直的顎位 …24

 3. 水平的顎位 …25

 4. どのような咬合を与えるか …28

 5. 咬合調整の実際 …30

STEP6 ▶ コピーデンチャーを作る …36

STEP7 ▶ コピーデンチャーを改造する …42

 1. コピーデンチャーを咬合堤つき個人トレーとして改造する …43

 2. コピーデンチャーを治療用義歯として改造する …62

第II章 コピーデンチャーテクニックのバリエーション …81

1. ＜パーシャルデンチャー＞
 パーシャルデンチャーの印象採得・咬合採得にもコピーデンチャーを利用する …82

2. ＜パーシャルデンチャー＞
 鉤歯としてのクラウンを作るときの印象採得・咬合採得のための
 咬合堤つき個人トレーとしてコピーデンチャーを使う …92

3. <テンポラリーデンチャー>
金属床パーシャルデンチャーを増歯修理するときの
テンポラリーデンチャーとしてコピーデンチャーを使う …100

4. <即日義歯>
コピーデンチャーを利用して即日義歯を作る …106

第Ⅲ章 7つのステップをもっと理解するためのQ&A…113

STEP1 ▶ 形を覚える Q&A …114

STEP2 ▶ 「お・や・ま」の法則を知る Q&A …120

STEP3 ▶ 骨の形を採ること, 外形線がないことを知る Q&A …122

STEP4 ▶ 維持安定の原則を知る Q&A …124

STEP5 ▶ 咬合を理解する Q&A …128

STEP6・7 ▶ コピーデンチャーテクニック Q&A …146

コラム

• 治療用義歯でどのくらいの期間様子をみるのか …17

• 上顎総義歯が正中で破折したとき …21

• 患者さんを観察し, そして旧義歯を診断する …34

• 咬合調整を早く理解する方法 …41

• 下顎顎堤が吸収している症例の義歯はどんな形になるのか …78

• ラバラックDの威力 …91

• デンスポットとフィットテスター …99

• 最近リマウントをしなくなった理由(わけ) …105

• **参考文献** …158

コピーデンチャーテクニックの流れ

コピーデンチャーを咬合堤つき個人トレーとして使う

旧義歯のコピーデンチャーを作る（ピンク）
- 義歯複製用材料コピーデンチャーのピンク（歯肉色）で，上下顎旧義歯のコピーデンチャーを作る．

個人トレーとして使うために改造する
- 上顎の頬側床縁，後縁部を修正する．
- 下顎咬合面にパラフィンワックスをつけ，垂直的顎位，水平的顎位を修正する．
- 下顎の床縁形態を修正する．

ピンクのコピーデンチャーで印象採得・咬合採得する
- シリコーン印象材で印象採得を行う．
- 咬合採得を行う．

石膏模型作製（ボクシング）と咬合器付着

蝋堤作製・人工歯排列

試適

重合・新義歯完成

新義歯咬合調整

コピーデンチャーを治療用義歯として使う

旧義歯のコピーデンチャーを作る（白）
- 義歯複製用材料コピーデンチャーの白（歯冠色）で，上下顎旧義歯のコピーデンチャーを作る．

治療用義歯として使うために改造する
- 上顎の頬側床縁，後縁部を修正する．
- 下顎咬合面にパラフィンワックスをつけ，垂直的顎位，水平的顎位を修正する．
- 下顎咬合面をレジンで修正，咬合高径を決定する．
- 下顎の床縁形態を修正する．

治療用義歯として使用してもらう

コピーデンチャーのコピーデンチャーを作る（ピンク）
- 使用して問題がなければ，コピーデンチャーのピンク（歯肉色）で，上下顎コピーデンチャーのコピーデンチャーを作る．

●コピーデンチャーテクニックの使用材料

コピーデンチャー作製

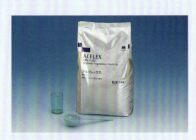

アルフレックス デンチャー
旧義歯の印象にもっとも適したやわらかいアルジネート印象材
■問い合わせ先：ニッシン

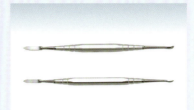

エバン
アルジネートの中から旧義歯を取り出したり，溝を彫るための彫刻刀
■問い合わせ先：YDM

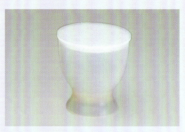

シリコーンラバーカップ
コピーデンチャーレジンを混和するために使用するカップ
■問い合わせ先：ジーシー

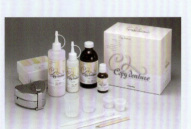

コピーデンチャーセット
コピーデンチャーを作るためのレジンなどのセット．複製用シェルは別売
■問い合わせ先：ヨシダ

改造・印象

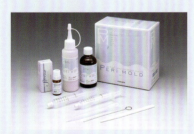

ペリモールドセット
コピーデンチャーの床縁形態を修正するために使用する即時重合レジン
■問い合わせ先：ヨシダ

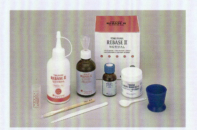

リベースIIセット
床縁の形を作る硬質タイプの化学硬化型リライニング材
■問い合わせ先：トクヤマデンタル

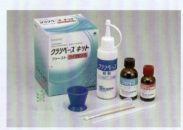

クラリベース キット
粘膜面のウォッシュに使用する流動性のよいリライニング材
■問い合わせ先：クラレノリタケデンタル

改造・印象

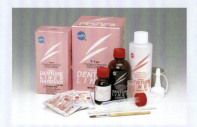

松風デンチャーライナー
床縁を形作るために使用する直接法用硬質リライニング材
■問い合わせ先：松風

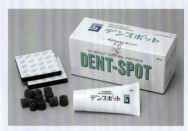

デンスポット
粘膜面の痛いところをチェックするための適合試験用材料
■問い合わせ先：昭和薬品化工

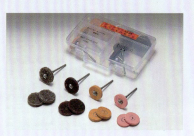

デンチャー研磨スペシャルセット
チェアーサイドで研磨,つや出しに使用するホイールなどのセット
■問い合わせ先：デンタルエイド

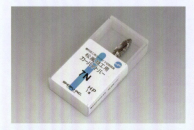

松風技工用カーバイドバーHP
コピーデンチャーの切削時などに使用するカーバイドバー
■問い合わせ先：松風

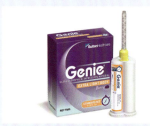

ジーニーエクストラライトボディ
最終印象採得時に使用する特に流れのよいシリコーン印象材
■問い合わせ先：モリタ

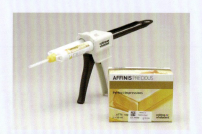

アフィニスプレシャスレギュラーボディ
精度が高く、硬化時間の速いシリコーン印象材
■問い合わせ先：ヨシダ

ボクシング・咬合器

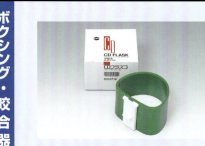

CDフラスコ
ボクシングに欠かせないシリコーン用フラスコ
■問い合わせ先：松風

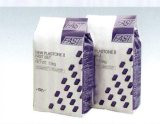

ニュープラストーンIIファスト
作業模型用硬石膏
■問い合わせ先：ジーシー

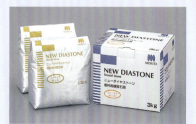

ニューダイヤストーン
作業模型用硬石膏
■問い合わせ先：モリタ

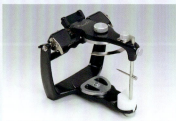

プロアーチIIG
シンプルで扱いやすい半調節性咬合器
■問い合わせ先：松風

人工歯

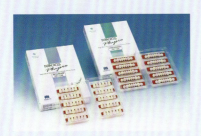

デュラクロスフィジオ
形がよく,誰が並べてもきれいにみえる硬質レジン歯
■問い合わせ先：ニッシン

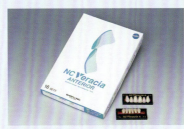

NC ベラシア
同じく並べやすい硬質レジン歯
■問い合わせ先：松風

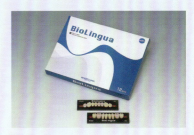

バイオリンガ
リンガライズドオクルージョン用の硬質レジン歯
■問い合わせ先：松風

重合

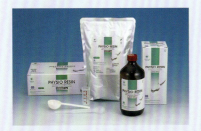

フィジオレジン
粘弾性レジンを組み合わせた義歯床を作るときに使用する床用レジン
■問い合わせ先：ニッシン

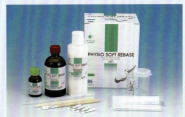

フィジオソフトリベース
フィジオレジンと組み合わせて使用する加熱重合型の粘弾性レジン
■問い合わせ先：ニッシン

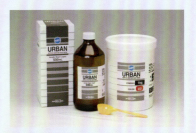

松風アーバン
もっとも一般的な義歯床用加熱重合レジン
■問い合わせ先：松風

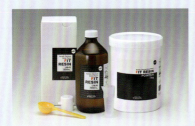

フィットレジン
より精度の高い義歯床ができる加圧成形に適した常温重合レジン
■問い合わせ先：松風

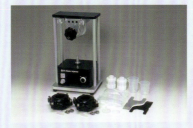

フィットレジンインジェクター
フィットレジン用の加圧成形器
■問い合わせ先：松風

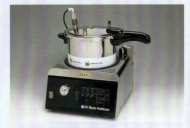

フィットレジンマルチキュア
フィットレジンを加熱重合レジンと同程度の物性にできる加圧重合器
■問い合わせ先：松風

総義歯吸着への7つのステップ

第I章

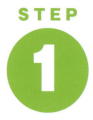

形を覚える

> **Essence**
> 〈上顎〉
> ① 左右対称である
> ② 上顎結節が抱え込まれている
>
> 〈下顎〉
> ① 左右対称である
> ② 顎堤の吸収が激しくない症例では，下顎正中部の唇側床縁と舌小帯部の床縁の深さが同じである
> ③ レトロモラーパッドが床後縁部に取り込まれている
> ④ 臼歯部へいくに従って床が広がっている
> ⑤ 頬側床後縁部が横に広がっている
> ⑥ 舌側床縁がまっすぐに立っている
> ⑦ 頬側からみると，舌側床縁がみえる
> ⑧ 舌側床縁が舌小帯から最後縁部まで，咬合平面に平行でなだらかな線を描いている

　私が大学を卒業して総義歯臨床に携わったとき，はじめて教わった言葉は「総義歯には総義歯の形がある」だった．もっとざっくばらんに「入れ歯には入れ歯の形があるんだ．まずそれを覚えろよ」といわれたのだが，いまでもそれが私の総義歯作りの基本になっている．旧義歯を診断するとき，治療用義歯を作っていくとき，印象採得したとき，新義歯ができあがったときなど，まずそれが「総義歯らしい形」をしているかを観察していく．主に粘膜面からみた床形態のことであるが，最終的には，咬合高径や人工歯の排列位置なども含まれたものになってくる．

　では，その「総義歯らしい形」とはどのようなものだろうか．
① 上下顎ともに左右対称である
② 上顎結節が抱え込まれている
③ 顎堤の吸収が激しくない症例では，下顎正中部の唇側床縁と舌小帯部の床縁の深さが同じである
④ 下顎はレトロモラーパッドが床後縁部に取り込まれている

▶▶▶ 印象採得のゴール（総義歯らしい形）

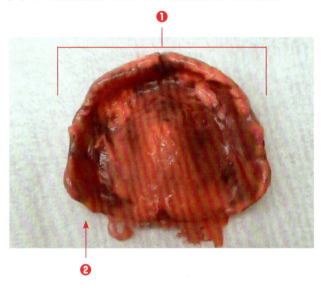

❶ 左右対称である
❷ ハミュラーノッチが採られている

❶ 奥にいくに従って広がっている
❷ Ｓ字状にカーブを描いている
❸ 舌小帯の切れ込みがある
❹ レトロモラーパッドが採得されている
❺ 左右対称である

⑤ 臼歯部へいくに従って下顎義歯床が広がっている
⑥ 下顎床頬側後縁部が横に広がっている
⑦ 舌側床縁がまっすぐに立っている
⑧ 頬側からみると，舌側床縁がみえる
⑨ 舌側床縁が舌小帯から最後縁部まで，咬合平面に平行でなだらかな線を描いている

　これが私の考える「総義歯らしい形」であるが，図に示すコピーデンチャーで採得した印象で具体的なポイントをみていただきたい．

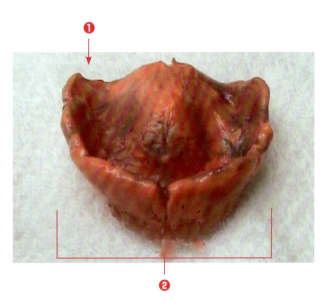

❶ 上顎結節が抱え込まれている
❷ 左右対称である

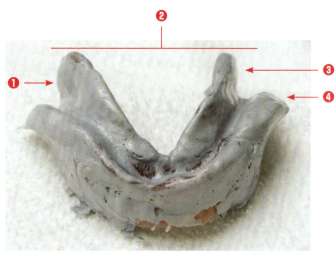

❶ 横からみると舌側の床縁がみえる
❷ 同じ高さになる
❸ 上に立っている
❹ 横に広がっている

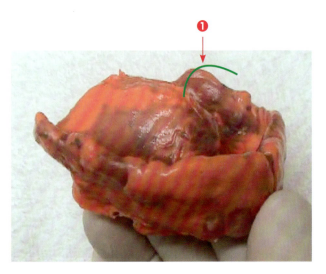

❶ 床縁は適度な丸みをもっている

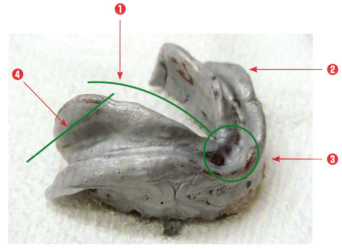

❶ ややカーブを描き，全体にまっすぐである
❷ 奥のほうが広がっている
❸ 舌小帯と唇側床縁の高さは同じである（顎堤の吸収が激しいと当てはまらないこともある）
❹ ここまで（緑線）のように短くはならない

第Ⅰ章 総義歯吸着への7つのステップ

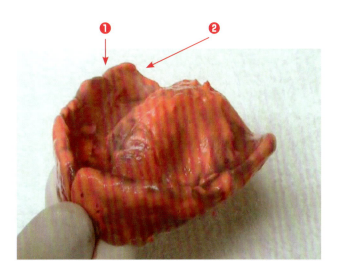

❶ 床縁は粘膜の折り返し地点までいっている
❷ 上顎結節が抱え込まれている

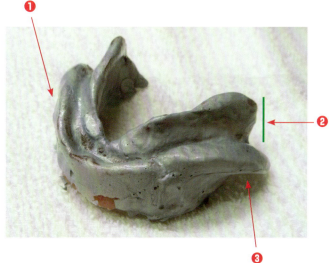

❶ 床縁は軟らかいところで終わっている
❷ レトロモラーパッドからまっすぐ上がっている
❸ 床縁は顎舌骨筋線より下である

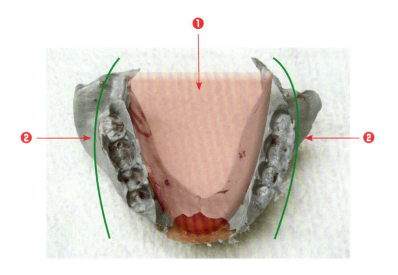

❶ 舌が舌側床縁の上に乗っている
❷ 頬筋が臼歯部頬側床縁の上に乗っている

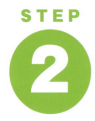

「お・や・ま」の法則を知る

> **Essence**
> ① 「お」〜辺縁は粘膜の折り返し地点までいっていなければならない
> ② 「や」〜辺縁は粘膜の軟らかいところで終わっていなければならない
> ③ 「ま」〜辺縁は丸みを帯びていなければならない

　次に，義歯辺縁はどうあるべきかを知らなければならない．「お・や・ま」の法則である．これは，辺縁について覚えやすいよう，3つの辺縁のあり方の頭文字を取ったものである．

① 「お」〜辺縁は粘膜の折り返し地点までいっていなければならない

　大学を卒業して初めて接した無歯顎症例は，下顎の顎堤が真っ平に吸収したものだった．顎堤が吸収しているため，舌を持ち上げて頬を引っ張ると，粘膜は全部動いてしまい，どのくらいの大きさで下顎義歯を作ってよいかわからなかった．だからといって動かない粘膜の上だけに乗る義歯を作っても，人工歯より床が細い義歯になってしまい，口の中で安定しないのは目にみえている．いまでもここが一番難しいところだと思っているが，実は引っ張ると動いてしまう粘膜の上に義歯床は乗せることができる．

　それでは，どこまでかといえば，粘膜が折り返っているところまでである．そこまで床を延ばしてあげると，折り返っている粘膜が床の上に乗って，義歯を押さえるのである．したがって，辺縁は粘膜の折り返し地点までいっていなければならない．

② 「や」〜辺縁は粘膜の軟らかいところで終わっていなければならない

　義歯の辺縁は，軟らかいところで終わっていなければならない．粘膜が硬いのは，いわゆる不動粘膜や付着歯肉と呼ばれているところである．その上に義歯の辺縁がくると，辺縁に粘膜がからみつくことによってできる辺縁封鎖が得られないし，義歯の沈み込みや動きによってどうしても痛みが出やすくなる．そこで，辺縁は頬や唇を動かすことによって，また舌を動かすことによって動く部分にまでもってくる必要がある．

③ 「ま」〜辺縁は丸みを帯びていなければならない

　辺縁は鋭利でないようにする．つまり，丸みを帯びていなければならない．丸みを帯びていることによって辺縁に粘膜がからみつき，辺縁封鎖が得られる．

　また，辺縁の長さが適切であっても，鋭利であると患者さんは粘膜に痛みを感じ，「長すぎる」と錯覚してしまう．このことからも，義歯の周囲全体は丸みを帯びていることが大切である．

▶▶▶ 義歯辺縁のあり方

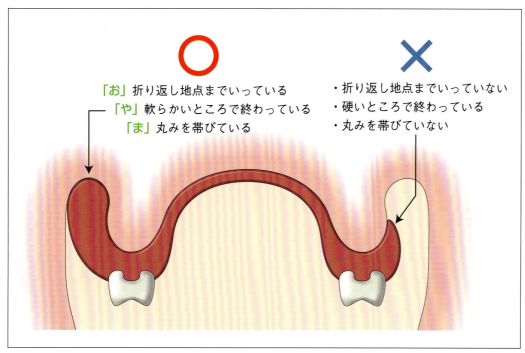

1 「お・や・ま」の法則が満たされていないと，反対側に力がかかったときの離脱力に抗しきれない．

コラム　治療用義歯でどのくらいの期間様子をみるのか

　治療用義歯は，審美に変化を与えたとき，義歯の大きさを変えたとき，そして咬合関係，特に咬合高径を挙上したときなどの様子をみるために活用するのだろうと思う．

　実のところ，私は治療用義歯で長い期間様子をみるということはあまりやらない．アポイントは1週間から10日ごとに取ってあるので，変化を与えて，次回に患者さんから様子を聞いて受け入れられているようであれば，すぐ新義歯を作るための印象採得・咬合採得へ移ってしまう．クラウンブリッジの臨床とは違い，総義歯はたとえ新しいものでも外せばそれで元へ戻ることができるし，何回作り直してもいいわけだから，大丈夫そうであれば早く新義歯に移行し，それを調整していったほうがよいと思う．

　その「大丈夫そうであるかどうかの判断が難しい」といわれればそれまでだが，患者さんの反応をみて，治療用義歯が使えそうであれば，そのまま新義歯製作に進むのである．

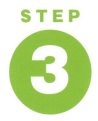

骨の形を採ること，外形線がないことを知る

> **Essence**
> ① 骨面を採る
> ② 総義歯には外形線が不要である
> ③ 義歯らしい形が採れているかの判断が大切である

　総義歯の印象というと，どうしても粘膜の状態を採りにいくようなところがあるが，実はその下の骨の形を採りにいっているのである．これを横浜の加藤武彦先生は，「骨面を採りにいく」と表現して骨面印象と名づけているが，私はもっと俗っぽく，「ボディコンにする」といっている．すなわち，骨に粘膜が張りついた状態を印象し，そのまま折り返し地点までいったのが床縁である．

　前項（16頁）において，総義歯の床縁は丸みを帯びていなければならないと述べたが，実は丸みを帯びていない場所がある．上顎は後縁部，下顎はレトロモラーパッドの上から舌側にかけての床縁である．ここに丸みをつけると異物感が強くなるので，移行的に薄く仕上げる．そして，この薄く仕上げるところが模型に外形線を引ける場所で，それ以外に外形線は必要ない．すなわち，採得された印象からできあがった石膏模型には外形線を引かない．『カラーアトラス ハンドブック　有床義歯臨床ヒント集』（クインテッセンス出版）の38頁には次のように書かれている．「筋形成終了後，流動性の良い印象材で最終印象を行ったならば，筋形成された辺縁形態がそのまま義歯床の辺縁形態になるようにするため，確実にBOXINGを行って作業用模型を完成する．このような操作で得られた作業用模型では義歯床外形は印象面すべてを含むことになるので，特別に外形線の設計を行う必要はない」．印象が採れたままに，印象の形そのままにレジンで仕上げるのが総義歯なのである．

　そこで，印象の良し悪しを判断するまず第一は，義歯の形をしているか否かということになる．そしてもちろん，完成義歯がよいかどうかの判断の第一も，義歯らしい形をしているか否かということになる．しかし，「どんな印象でも，総義歯というのは模型に外形線を引かずにそのまま作るものだ」というのは誤りである．たとえば，アルジネート印象はどうしても大きく採れすぎてしまうことが多いので，アルジネート印象だけで総義歯を作ろうとするならば，外形線を引く必要がある．しかし，そのために総義歯の要である床縁がアバウトになり，かえって難しいことが起こりやすくなる．すなわち，アルジネート印象だけで総義歯を作るのはなかなか難しいことなのである．

第Ⅰ章 総義歯吸着への7つのステップ　19

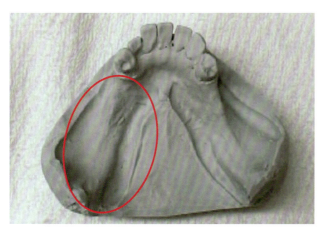

1 赤い丸印の部分，特に舌側床縁の骨面が採れてボディコンの状態になっている．

下に示した左右の写真を見比べていただければ，一目瞭然だと思う（同一症例）．同じ顎堤であるが，骨面が採れているものを左側に配置してある．それに対し，右側は舌側の粘膜が持ち上がって，骨面が明確になっていないのがおわかりいただけるだろう．

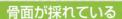

骨面が採れている	骨面が採れていない

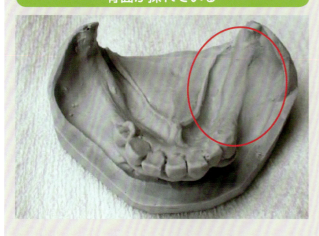 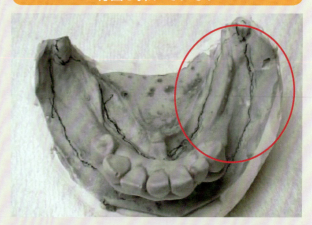

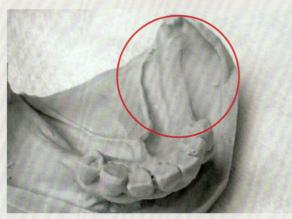 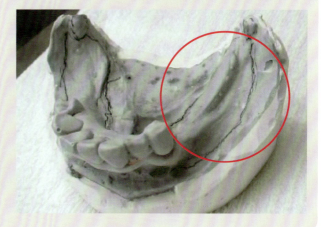

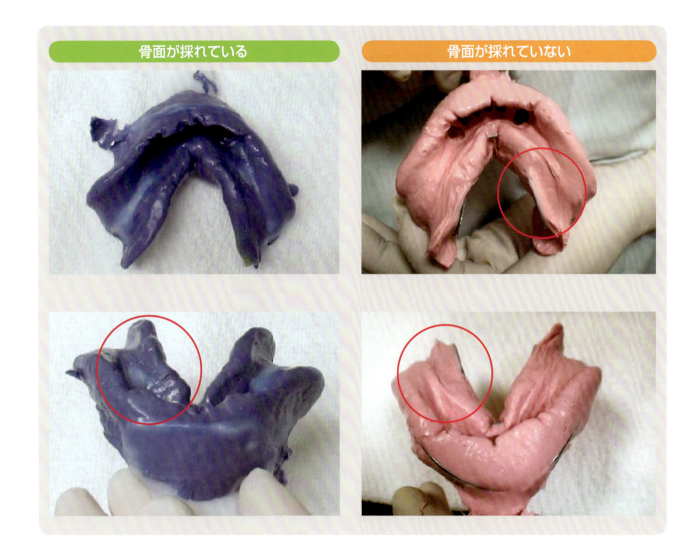

コラム　上顎総義歯が正中で破折したとき

「上顎総義歯が正中で破折したときは修理をしてはいけない」というと，みんな「え！？」と驚くのだが，正しくは「ただちに修理に取りかからずに，その前にやることがあるだろう」ということである．

上顎に総義歯が入っていて対合歯の下顎が天然歯であると，正中で破折することがある．下顎前歯だけが残存していると，なおさら破折しやすいように思う．また，真っ二つに割れる前に前歯部からひびが入って，後縁部だけでつながっていることも多い．

こんなときの患者さんはほとんどが急患で来るし，すぐに直してほしいということが多いので，急いで修理をしてしまいたくなるが，修理をする前にやることがある．それは，咬合調整である．完全には割れておらず，後ろはつながっているのだから，そのまま上顎義歯を口腔内に入れ，カチカチとタッピングをしてもらうとよい．そうすると，割れ目がパカッパカッと開くに違いない．今度は，ガリガリッと側方運動してもらう．タッピングだけよりも，もっと割れ目が開くのではないだろうか．

それを，咬合紙を用いて咬合調整するのである．どこをどう削るかは，そのときの状態によって違うので何とも説明できないが，完全でなくてもいいから，割れ目の開き方が小さくなるまでタッピング時と側方運動時の咬合調整をしていく．その後に修理をするのである．咬合調整をやらないで正中の破折を修理しただけでは，必ずまたすぐに破折してしまう．なぜ修理を行う前に咬合調整をするのかという理由として，もう１つ大切なことがある．それは，このときこそ咬合調整を理解するとてもよいチャンスだからである．

以上が，「上顎総義歯の正中にひびが入ったら修理をしてはいけない」という理由だ．完全に真っ二つに割れて来院したら？　そのときは，後ろのほうだけ瞬間接着材で止めてから，咬合調整をするとよいかもしれない．

STEP 4 維持安定の原則を知る —— 総義歯はどこで押さえられているか

> **Essence**
> ① 上顎：上顎結節を抱え込んでいる床の部分を周囲組織が押さえている
> ② 下顎：レトロモラーパッドの周囲組織が義歯の浮き上がりを押さえている
> ③ 下顎：下顎舌側全体を舌が押さえている

「2枚のガラス板の間に水を垂らすと，ガラス板同士が張りついてしまう」——これまでこんなたとえ方で総義歯の吸着は説明されてきた．確かにこれは原理の1つで，そのため印象とレジン重合の精度が求められるのである．しかし，総義歯の吸着に必要なことはこれだけではない．いかに義歯と粘膜との適合性がよくても，小さすぎる義歯では脱落してしまう．

吸着のためには，周囲組織が義歯を押さえるための床縁の形が必要である．特に，上顎では上顎結節を抱え込む部分，下顎では頰棚と呼ばれる外斜線の部分と舌側床縁が重要で，ここに頰筋と舌が乗ることによって義歯の脱落や浮き上がりは押さえられている．上顎総義歯の床縁はよい形をしている，後縁部の封鎖もできている，しかし何となく吸着状態がよくない……．そんなときは，上顎結節がきちんと抱え込まれているかを確認してみることである．下顎総義歯が下唇に押されて後ろに上がってしまうような場合も，レトロモラーパッドの周囲の床縁形態に不備があることが多い．まず，そこをチェックしてみるのである．

▶▶▶ 総義歯の維持安定に必要な床縁形態

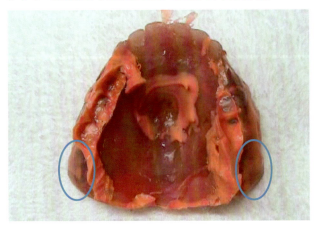

1 咬合面からみると，上顎がどこで維持安定されているかがよくわかる．丸く囲んだところに周囲組織が乗ることによって，上顎義歯は押さえられている．

第Ⅰ章 総義歯吸着への7つのステップ 23

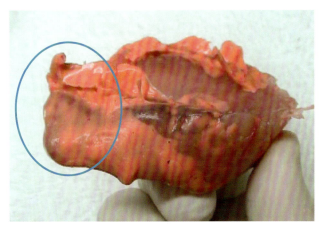
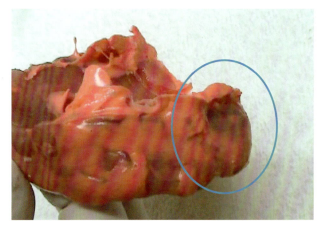

2・3 上顎結節を抱え込んでいる床の頬側に周囲組織の形態が印記されている．

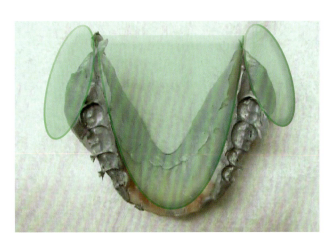
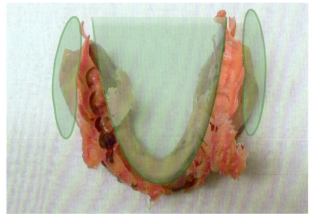

4・5 色で示した部分に頬筋と舌が乗り，下顎総義歯の浮き上がりを押さえている．

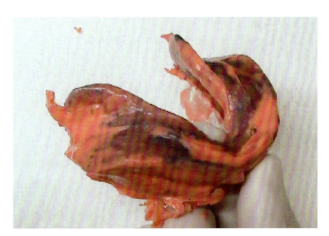
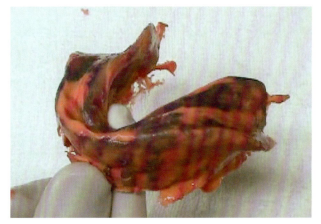

6・7 頬筋と舌が乗るように床縁形態を作っていくと，どの義歯もみんな同じような形になっていく．

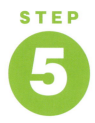

咬合を理解する

> **Essence**
> ① 咬合平面は，カンペル平面と平行にする
> ② 垂直的顎位は，その人らしい顔を再現する
> ③ 水平的顎位は，はじめに術者が誘導して求め，さらに患者さんの自律的なタッピングでも再現性がある
> ④ リンガライズドにしてフルバランスにする

1．咬合平面

　咬合平面は，カンペル平面と平行にする．カンペル平面は鼻聴導線とも呼ばれており，鼻下点と耳珠点を結んだ線である．このカンペル平面は咬合平面とほぼ平行だといわれているので，総義歯の咬合平面を設定するときには，カンペル平面に平行に設定している．
　コピーデンチャーを咬合堤つき個人トレーとして印象採得・咬合採得を行う私の臨床では，口腔内で咬合平面を決めないで，上顎前歯部切縁とレトロモラーパッドの真ん中あたりの高さを結んで咬合器上で設定してしまう．したがって，印象採得・咬合採得時は咬合平面を意識せずに作業を進めている．また，総義歯に与える咬合平面は前後的調節湾曲をあまりつけずに，ほぼ平らな平面である．これは経験から学んだことなのだが，そのほうが動きがシンプルで咬合調整が行いやすいためである．

2．垂直的顎位

　コピーデンチャーによる総義歯製作法は，印象採得と同時に咬合採得も行う方法であるから，垂直的顎位を適切に設定することが印象採得の成否を決めるといっても過言ではない．上顎の印象は垂直的顎位を意識せずに採得するが，下顎は咬合採得を行った後に床縁の形を作っていくので，上顎の印象が終わったら，まず下顎のコピーデンチャーの咬合面にパラフィンワックスをつけて，適切な咬合高径を設定する．咬合高径が適切でないと，床縁の形態がうまくできあがらない．下顎総義歯の維持安定は，床縁の上に周囲組織が乗ることによって得られるのだから，咬合高径が適切に求められないと，下顎総義歯が維持安定しないということになる．
　とはいえ，実は適切な咬合高径がどこかということが一番難しく，決め手はないといってもよい．私は，コピーデンチャーを改造する前に，旧義歯を使って濡らしたワッテを前

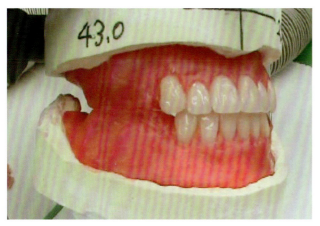 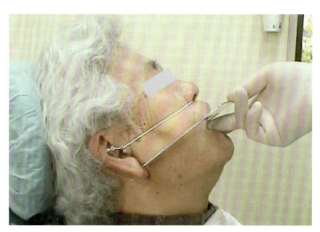

1 最終的に咬合器上で咬合平面を決定する．後方はレトロモラーパッドの真ん中あたりの高さ，前方は前歯切縁とする．

2 カンペル平面と咬合平面は平行である．

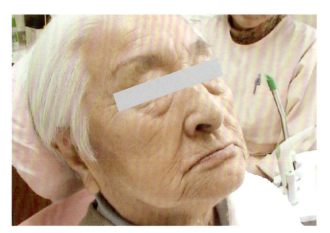 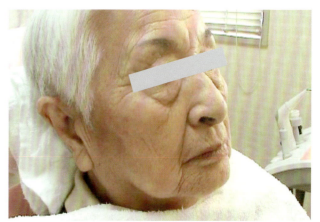

3・4 咬合高径の決定は，最終的に術者の感覚によるものでしかない．3と4を比較すると，上唇と下唇の厚みや下がった口角，突き出した下唇に咬合高径の低さがあらわれているのがおわかりいただけるかと思う．

歯唇側に入れてリップサポートを確認したり，咬合面に濡らしたワッテを置いて咬合高径を変化させたりして様子をみるようにしている．また，咬合高径があまりに低いようであれば，ロールワッテをコピーデンチャーの咬合面に置いて観察することもある．そして最終的な判断は顔貌の観察である．「この人，こんな顔だよなー」と思えるところである．ワッテなどを咬合面に置いて咬合高径を回復させ，それが適切であると判断したならば，下顎の床縁形態を決める前に，下顎のコピーデンチャーの咬合面にワッテなどで観察した厚みにパラフィンワックスを積み重ねて，咬合高径を回復させる．これによって，垂直的顎位と水平的顎位が同時に決定される．その後で，下顎の床縁形態を形作っていく．

3．水平的顎位

水平的顎位を決める前には，垂直的顎位が決められていなければならない．たとえば，

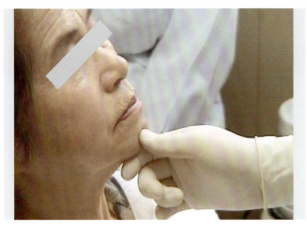 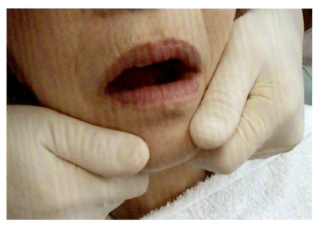

5・6 水平的顎位は強制はしないが誘導された位置であり，最終的には患者さん自身が自律的にタッピングして再現可能な位置である．

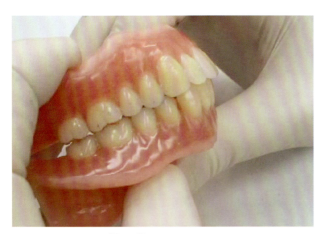 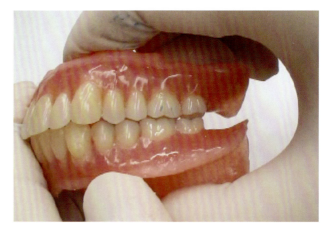

7・8 臼歯部にはリンガライズドオクルージョンが与えられている．その咬合関係を頬側からみた状態である．7|7 の頬側咬頭の間隙が特に大きく開いていることに注目していただきたい．

　垂直的顎位が低いと前噛みになりやすいということもある．垂直的顎位が適切に求められていることが，水平的顎位をうまく求める上でのコツでもある．

　水平的顎位へは，術者による誘導が必要である．この顎位は，ひと言でいうと「再現性のあるポジション」である．はじめに術者が誘導して求め，さらに患者さんの自律的なタッピングでも再現性がある顎位である．

　しかし，再現性のあるポジションを求めるためには，まず上顎の床が維持安定されていなければならない．上顎の床が落ちやすいと，患者さんは前で噛もうとするため，適切な水平的顎位が再現されない．その証明として経験する一番身近な例は，咬合採得のときは問題がなかったのに，完成義歯を口腔内に入れたときに，後ろで噛まれてしまうことである．咬合床とは違って完成義歯は維持安定されているために，本来の水平的顎位にいってしまうのである．その点，コピーデンチャーで印象採得・咬合採得する方法では，上顎の

▶▶▶ 中心位の咬合調整

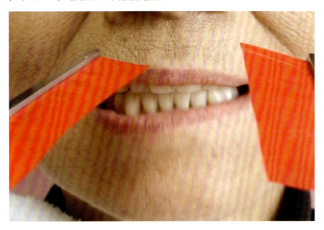

9 何も入れずに「カチカチカチ」と3回タッピングをしてもらう．

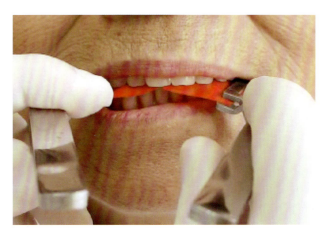

10 咬合紙を両側に入れて，「カチッ」と1回噛んでもらう．

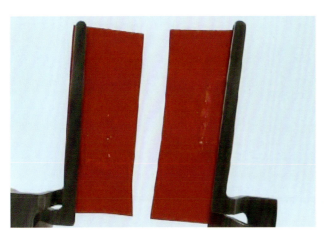

11 咬合紙に開いた穴で咬合をチェックする．

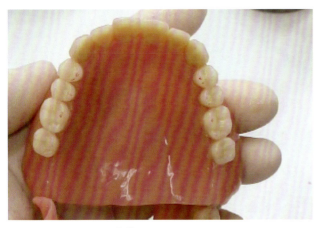

12 上顎咬合面．

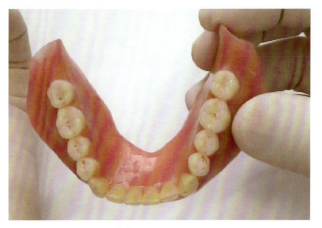

13 下顎咬合面．

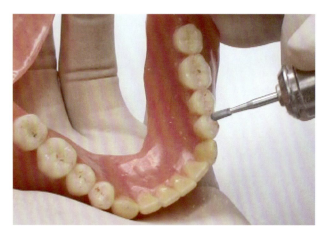

14 下顎の窩を削合していく.

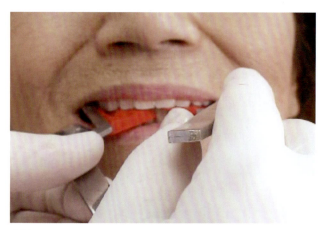

15 もう一度,「カチカチカチ」と3回タッピングをした後,咬合紙を入れて「カチッ」と1回噛んでもらう.これを左右5点ずつの穴が咬合紙上に開くまで繰り返す.

16 左側の咬合紙.向かって左から1回目,2回目,3回目.

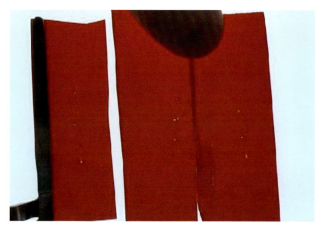

17 右側の咬合紙.向かって右から1回目,2回目,3回目.

印象を先に採っているので,これ以上の安定した上顎の咬合床はない.それが,水平的顎位が求めやすいという結果につながっている.

適切な水平的顎位を求めるコツをまとめると,上顎の咬合床が維持安定されていること,まず術者が誘導して適切な顎位を求めること,そして最終的には患者さんの自律的タッピングで同じ位置が再現されていることである.

4. どのような咬合を与えるか

総義歯に与える咬合の目的は,咀嚼をはじめとする日常生活において義歯を維持安定させることである.そのためには,タッピング時に上顎義歯が回転したりしないこと,側方運動がスムーズにできること,下顎を側方運動させたときに上顎の義歯が動かされないこと,などを目指して咬合調整を行い,あるべき咬合関係を与える.その咬合関係をひと言

▶▶▶ 側方運動の咬合調整

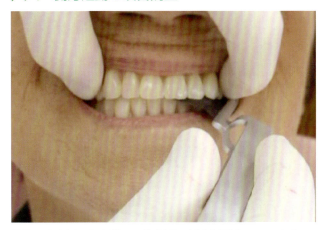

18 咬合紙の色を替えて片側ずつ側方運動をチェックする．左右に「ガリガリ」と噛んでもらう．

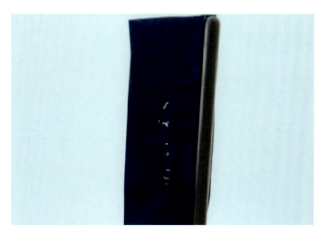

19 左側の状態．咬合紙に穴が開いている．この部位の当たりが強い．

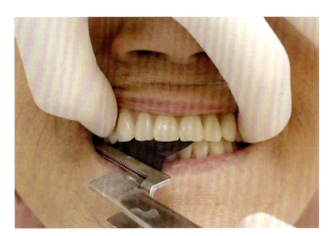

20 右側の側方運動．

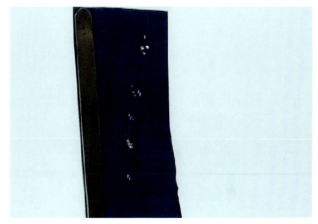

21 右側は最後臼歯の穴の開き方が大きい．

でいうと，「リンガライズドにしてフルバランスになっている」ということである．ただ，この言い方では学問的に少々矛盾しているところもあるので，「上顎舌側咬頭を主咬頭とした両側性平衡咬合」という表現のほうがよいかもしれない．

　具体的には，中心咬合位では上顎臼歯舌側咬頭が下顎臼歯の窩に左右5点ずつ咬合接触し，頬側咬頭同士の接触がない，いわゆるリンガライズドオクルージョンの形を与えるようにする．側方運動では犬歯誘導にしないこと，頬側咬頭が当たっていないこととし，上顎臼歯の舌側咬頭が下顎臼歯の窩の中で前後左右にスムーズに動くことができる咬合関係である．また，前歯が当たっているときも臼歯は接触している必要があり，両側性に作業側と平衡側とが同時に接触していることが必要である．絵に描いたように完璧にはいかない場合も多いのだが，どこをどのように削合していくかは，次の「咬合調整の実際」で説明していく．

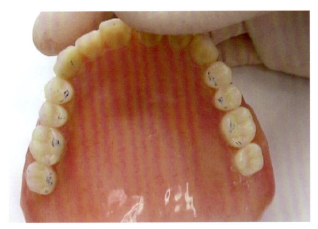
22 上顎咬合面．

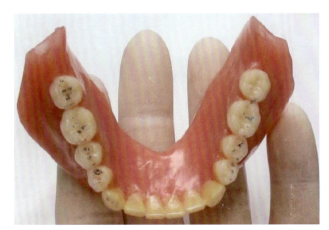
23 下顎咬合面．

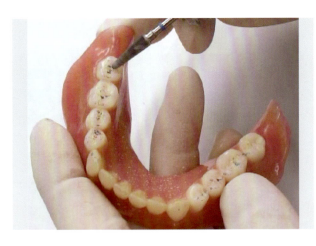
24 側方の動きを邪魔している下顎臼歯内斜面を削合していく．これを繰り返す．

5．咬合調整の実際

　基本は前歯と最後臼歯の接触を避けること，そして，頰側咬頭の接触も避けることである．これらは，義歯を動かさないようにするために行う．

　上顎総義歯が手を離しても落ちないで，下顎総義歯が手を離しても浮き上がらないようであれば，咬合調整を行っていく．また，下顎の顎堤の吸収が著しく，安定が難しいような場合でも，すぐにリベースをしないで，まず咬合調整をしていく．このような場合は，左手の人差し指と親指で下顎臼歯部の頰側床縁を押さえながら，咬合紙を口腔内に入れて咬合関係をチェックすればよい．咬合関係がよくなると，意外に安定してくるものである．ただ，そのときに上顎総義歯が落ちてくると咬合調整が難しいので，いずれの場合でも，上顎総義歯のある程度の維持はどうしても必要である．

　とりあえず，上下の総義歯が口腔内で落ちず浮き上がらず，というようであれば，「カチカチカチ」と3回タッピングをしてもらい，その後で咬合紙を口腔内に入れて1回だけ

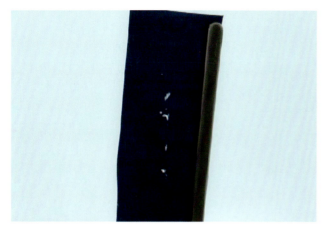
25 2回目の左側の咬合紙．穴が開いている．

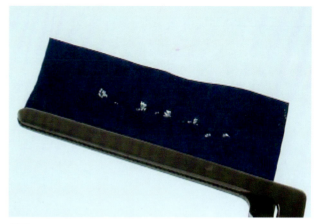
26 2回目の右側の咬合紙．小臼歯の頬側と犬歯部分にも穴が開いている．

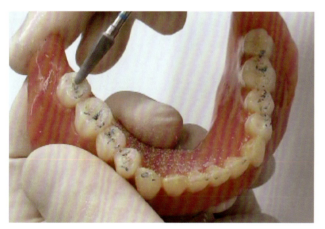
27 最後臼歯の展開角を広げる．

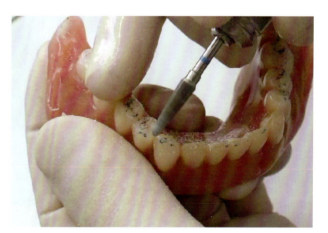
28 犬歯も削合調整する．

「カチッ」と噛んでもらう．そして，咬合紙をシャーカステンかパソコンのディスプレイにかざして，咬合紙のどこに穴が開いているかを観察する．穴の開き具合によって，削る量を判断することができる．このときに削合するのは下顎臼歯の窩である．下顎臼歯の窩を深くしながら左右均等な接触を求めていく．新しい咬合紙に交換しながら，これを2～3回繰り返す．このときに求められる咬合関係は，左右5点ずつ上顎臼歯舌側咬頭が下顎臼歯の窩に当たっている状態である．もちろん前歯は接触しないほうがよいし，上顎7番の遠心咬頭の接触も除去してしまう．これはいわゆるリンガライズドオクルージョンである．この中心位におけるタッピングのチェックに多くの時間を費やす術者もいるが，私は多くても3回ぐらいで，側方運動のチェックに移ってしまう．

　次に咬合紙の色を替えて，前方運動・側方運動をチェックする．咬合紙を噛みながら，左右に「ガリガリ」やってもらうのである．そして咬合紙に開いた穴をみながら人工歯咬合面を削合していくが，上顎頬側咬頭の接触は遠慮なく削合する．上下顎頬側咬頭間のク

▶▶▶ 咬合調整のゴール

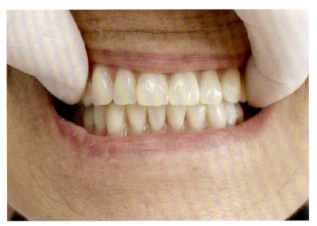

29 中心位でタッピングして上顎が動かされないこと，そして側方運動で上顎が動かされないことを確認する．

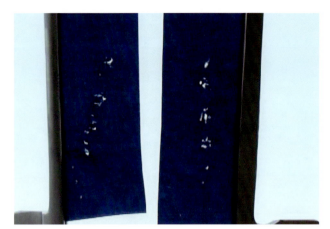

30 最終的な咬合状態．

リアランスは1ミリぐらいが適当であるといわれているが，いずれにしても接触しないようにする．側方運動をしたときに臼歯の頰側咬頭が接触していると，上顎総義歯がひっくり返ってしまうからである．同様に，前歯の接触を除去する．前歯が当たっていると，やはり義歯がひっくり返ってしまうのである．だからといって，まったく前歯が当たらないと嚙み切れなくなるため，前方運動・側方運動の際に前歯切縁同士になったときには接触させていく．しかしこのときも，前歯とともに常に臼歯も接触していなければならない．

前方運動・側方運動の調整は，下顎がスムーズに動いて，かつ上顎の義歯を動かさないことを目的としている．したがって，均等な中心位を求めるためにタッピング時に下顎臼歯の窩を深くしていったわけだが，そのために側方運動の動きを頰側と舌側の内斜面が邪魔をすることが多く，ここで下顎臼歯の展開角を広げていく．すなわち，前方・側方へのスムーズな動きを邪魔している壁を取り去っていく，という感覚で咬合調整を行う．また，最後臼歯は顎関節に近いために梃子の原理で力がかかりやすい．そこで側方運動時には最後臼歯の接触は取り去っていく．下顎の最後臼歯はフラットテーブルでよいくらいである．もし術者が咬合調整に慣れていないのならば，はじめから最後臼歯は咬合に関与させないほうが無難かもしれない．

「カチカチカチ」とタッピングして上顎の義歯が動かされない，「ギリギリギリ」と前方・側方運動がスムーズに行える，しかもそのとき上顎の義歯は動かされない．上下の総義歯にこのような関係ができたときは，咬合調整のゴールに到達したといってもよいと思う．その後は，試食してもらい，感想を聞く．試食といってもその場ですべての食物を試してもらうわけにはいかないのでお煎餅くらいとし，後は家に帰り使ってもらうことになる．

第Ⅰ章 総義歯吸着への7つのステップ

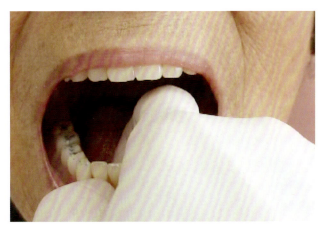

31 咬合調整がうまくいくと，咬合調整前より吸着してくる．

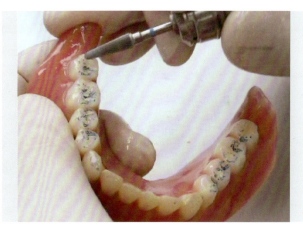

32 最終的に最後臼歯をもう少し削合調整する．

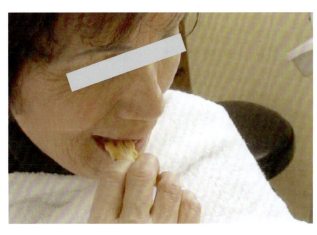

33 試食してもらい確認する．

コラム 患者さんを観察し，そして旧義歯を診断する

1．患者さんの入ってくる姿をみる（年齢をみる）

　ここまで述べた1～5のステップを理解した上で，来院時に患者さんの口の中に入っている，いわゆる旧義歯を診断するのだが，義歯自体を観察する前に，まずはじめに，患者さんが診療室に入ってくる姿をみることが大切である．

　つまり，その患者さんが「おじさん」か「おじいさん」か，「おばさん」か「おばあさん」かをみるのである．顎堤の吸収が激しくても，また旧義歯の咬合関係が悪いまま長年使用されていて問題が発生していても，患者さんがおばさんやおじさんのようないわゆる中年層であれば，何とかなるものだ．印象採得時や咬合採得時に，こちらの指示に容易に従ってくれるからである．しかし，おじいさんやおばあさんといわれる状態になると，それがなかなか難しくなる．そして新しい状態（変化）にもなかなか馴染みにくく，義歯を使いこなすことができなくなる．さらに最近は，90歳高齢者が珍しくなくなってきて，「超おばあさん」「超おじいさん」というような方も増えてきた．こういう方の場合，何を聞いても的確な反応が得られないことも多いため，義歯製作が難しいだけでなく，装着した義歯の具合が悪くなったとき，どこが悪いのか，義歯の形なのか，床縁形態なのか，それとも咬合関係なのかが術者に伝わらないことになり，うまく収まればよいが収まらないときにどうしたらいいのかわからない，という可能性もある．

　これらは，診療室に入ってきて診療台に座るまでの間を観察するだけでもある程度つかむことができるので，わずかな時間であるので他の患者さんの診療中であっても，一瞬手を休めて観察することが大事である．それはカルテに書かれた実年齢ではない．90歳を過ぎてもしっかりとしていておばさん，おじさんという感じの方もいれば，70歳前なのにもうおばあさん，おじいさんになってしまっている人もいる．そして同時に，その患者さんが正しい姿勢で歩いているかどうかも観察するのである．それが，

これからの義歯作りに大いに関係してくる．

2．話を聞く

　次に話を聞くのである．

　ちなみに私の義歯臨床は，患者さんは座位で，私は立位で行っている．したがって話を聞くときにも，患者さんは座っていてもらい，私は立ったままでということになる．

　このときにまず，人柄が暗いか明るいかをみている．暗い人はなかなか難しい．普段の生活でも否定的な感覚で物事を捉えている可能性が高いからである．新義歯に対しても，新しくなったよさを認めてくれればよいのだが，悪いところを発見するという感覚になりやすい．これは，旧義歯への感想の述べ方を聞くことでもある程度わかる．

　他院で義歯を作った経験をもって来院した場合，転院してきた何らかの理由があるわけである．引っ越してきたばかりで主治医がいないならともかく，義歯を作ったばかりなのに，満足できずに来る場合もある．その場合でも，口コミで来たり，何となく看板をみて来た，という場合もある．インターネットをみて遠くから来たような人は，かなりマニアックな場合もある．その場合場合で対応は少し違ってくるが，いずれにしても満足が得られずに来たような場合は，その満足できない様子を十分に聞くことが重要である．

　「はじめは大きかったけど，削っているうちに小さくなった，削られちゃった」というような表現をする場合もあるが，何がいやだったのかを十分に聞いて，反面教師として参考にすることは大切である．

　たくさんの義歯をコレクターのようにビニール袋の中に入れてくる人もいるが，要注意である．あまり気張らずに，自分の作った新しい義歯もそのビニール袋の中へ入れられる可能性が大だと思って仕事を進めたほうがよい．

　いずれにしても，その表現が暗いか明るいかも十分に観察する．

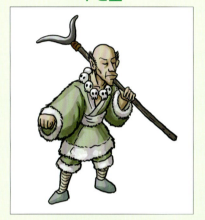 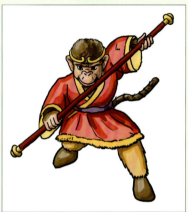 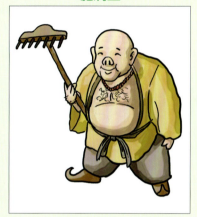

やせ型　　　筋骨型　　　肥満型

体型と性格の関係は，西遊記に登場するキャラクターを思い浮かべていただくとわかりやすい．

そして，とにかく，はじめての人はなるべく旧義歯をいじらないことだ．痛いというあたりは，患者さんの訴えを聞き説明した上で削合するが，即時重合レジンやリベース材で旧義歯を改造するのは極力避けたほうがよい．コピーデンチャーを使った総義歯製作法を推奨するのは，そのような理由（わけ）でもある．

3．体型をみる

患者さんの話を聞きながら体型をみる，ということも有効である．

体型には，やせ型，筋骨型，肥満型とあるが，一番難しいのはやせ型の人である．神経質であるためにやせていることが多いので，十分に注意を払う必要がある．逆にいえばそういうタイプだと割り切って，細かい不調を訴えられても落ち込まずに，淡々と直していけばよい．筋骨型は体育会系なので，診療によく協力してくれるが，妥協ということがあまりない．一番受け入れてもらいやすいのは肥満型である．神経質に細かいことにこだわることもなく，笑顔もやさしいし協力的であることが多い．

4．ステップの1〜5に従って，口腔内と旧義歯を観察する

ここではじめて，口腔内をみて旧義歯を診断することになる．顎堤の吸収の度合いであるとか，フラビーガムがあるかなどをみるが，ある程度以上は，コピーデンチャーを改造していかないとわからないことも多い．旧義歯の良し悪しは，ステップの1〜5に照らし合わせて過不足を観察するが，あまり考えてばかりいてもだめである．コピーデンチャーを使う総義歯製作法であれば，いつでもはじめに戻ることができるので，さっそく改造に取りかかるほうがよい．改造していく過程で，実感しながら診断することができる．

難しそうな症例であれば，診断のつもりでコピーデンチャーを改造して治療用義歯として使ってもらう場合もあるし，簡単そうな症例であれば，コピーデンチャーを咬合堤つき個人トレーとしてそのまま印象採得・咬合採得を行っていく場合もある．詳細については，次のステップ6と7で解説していくので，お読みいただきたい．

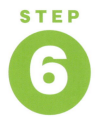

コピーデンチャーを作る

> **Essence**
> ① 咬合堤つき個人トレーとして作る場合は，ピンク（歯肉色）1色で作る
> ② 治療用義歯として作る場合は，白（歯冠色）1色で作る
> ③ いずれの場合も1色で作る

「能書きじゃ入れ歯は入らない」という言葉がある．総義歯作りの理屈がわかったら実践してみなければならない．「総義歯の作り方は解明しつくされている」といった先生もいたが，基本的なところは50年前からほとんど変わっていないといえるかもしれない．したがって，頭のよい学生であれば一晩で無歯顎臨床のすべてを理解してしまうかもしれない．

それでは，熟知すると総義歯がうまく作れるかというと"ノー"なのである．義歯の形も解剖も理解できたのだが，さっぱり上手な印象が採れないことになる．古い言い方をすれば「畳の上の水練」ということになるのかもしれない．畳の上でいくら水泳の練習をしても，水に入ると溺れてしまう．「知識→実践→発想」という順序が大切で，知識のない中でむやみにやってもダメだし，やりもしないで考えてばかりいてもダメである．ある程度熟達していく中で，さらに理解が深まるし，新しい発想が浮かんでくる．

とにかく，やってみることだ．若い先生から「手をつけてはいけない無歯顎症例というのはあるのでしょうか」と聞かれたことがあったが，私は「ない」と答えた．どんどんやってみるのがいい．いろいろな症例を経験してみるのがいい．ただそのときに，旧義歯をいじってしまうと，元へ戻れないことがあるため，コピーデンチャーを作って，それを改造していくのである．

コピーデンチャー（複製義歯）の作り方にはいろいろあり，私も様々な方法で行ってきた．しかし最近は，コピーデンチャー用レジンを使ったやり方で，手早く，簡単にコピーデンチャーを作っている．

ここでは，コピーデンチャーの作り方を説明していくので，まず作り方を覚え，トライしていただきたい．

▶▶▶ 患者さんに待ってもらい旧義歯の印象を採る

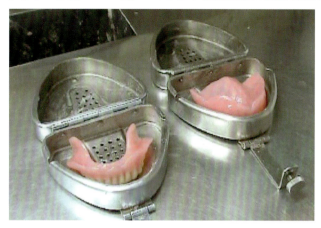

1　金属シェルと旧義歯.

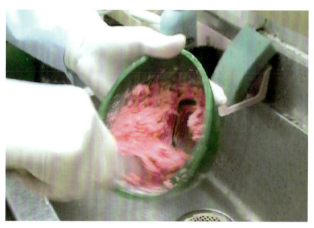

2　上顎用にアルジネート印象材5杯分を練和する.

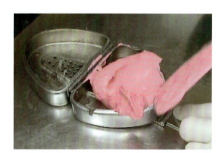

3　金属シェルの手前に入れる.

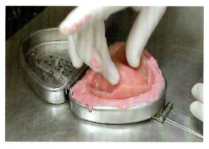

4　上顎旧義歯の咬合面を床縁あたりまで押しつける.

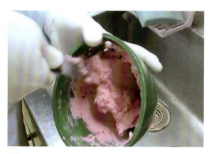

5　続いて下顎用にも5杯分を練和する.

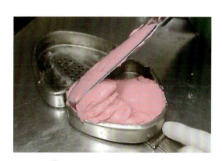

6　金属シェルに入れる.

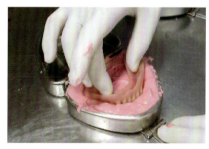

7　下顎旧義歯の咬合面を押しつける.

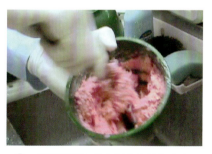

8　粘膜面用には6杯分を練和する.

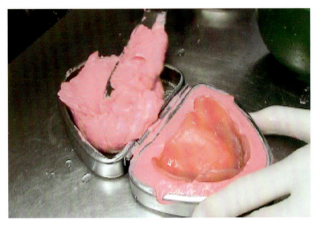

9 シェルの反対側にすり切りまでアルジネート印象材を入れる．

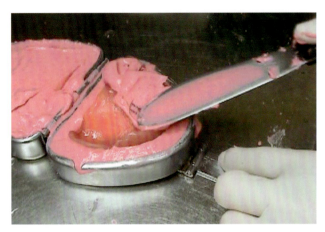

10 義歯の粘膜面にも埋まるくらいまで塗る．

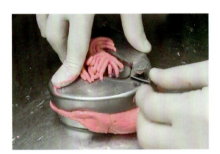

11 シェルを閉じる．

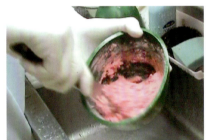

12 下顎用も6杯分を練和する．

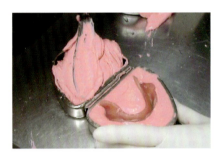

13 シェルの反対側に入れる．

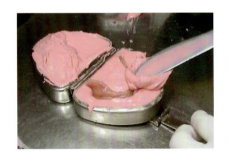

14 下顎粘膜面にも入れる．

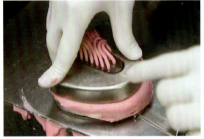

15 シェルを閉じる．

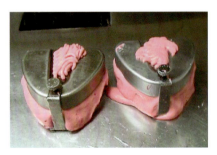

16 アルジネート印象材が硬化するのを待つ．

第 I 章　総義歯吸着への 7 つのステップ

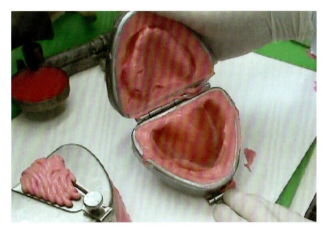

17　シェルを開ける.

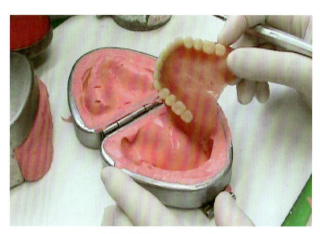

18　旧義歯を取り出す.

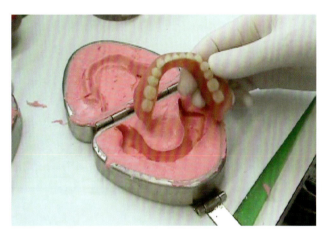

19　下顎も同様にアルジネート印象材の中から旧義歯を取り出して患者さんに返す．患者さんには次回の予約を取って帰っていただく．

▶▶▶ 技工室でコピーデンチャーを作る

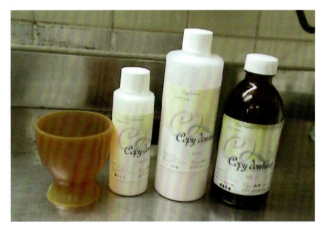

20　コピーデンチャー用レジン．咬合堤つき個人トレーとして作る場合はピンク（歯肉色）1色で，治療用義歯として作る場合は白（歯冠色）1色で作る．

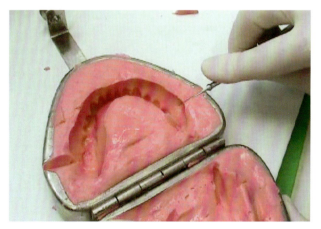

21　シェルについている溝に沿って，アルジネート印象材にレジンを逃がす溝をつける．

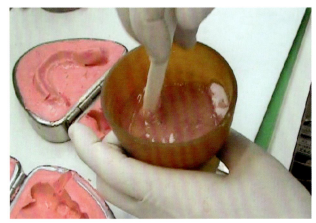

22 歯肉色のコピーデンチャーレジンを混和する．説明書に従った量で粉液を混和すると適切な粘稠度になる．なお，歯冠色のみで作る場合も，やり方は同じである．

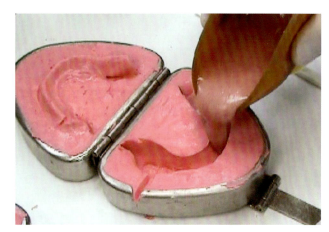

23 ただちにレジンをアルジネート印象材の中へ流し込む．

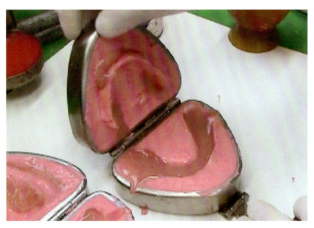

24 少し待ってから下顎のシェルを閉じる．

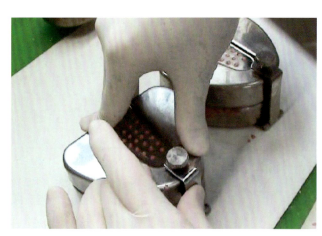

25 同様に上顎のシェルも閉じる．

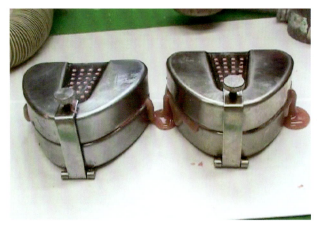

26 このまま15分間ほど放置しておくとレジンが硬化する．

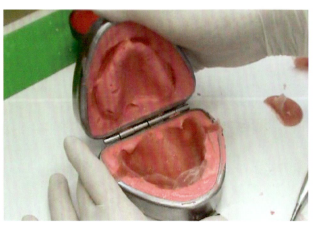

27 シェルを開ける．

第Ⅰ章 総義歯吸着への7つのステップ

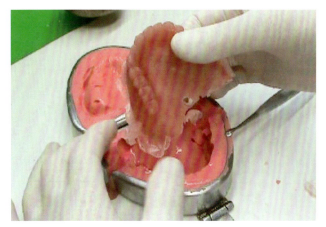

28 コピーデンチャーを取り出す．

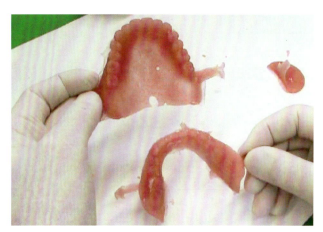

29 できあがったコピーデンチャー．次回の来院までにバリを取っておく．これを咬合堤つき個人トレーとして使い，印象採得・咬合採得を同時に行っていく．

コラム　咬合調整を早く理解する方法

　答えは，ビデオを活用することである．若い先生から「咬合調整がわからなくて」とよくいわれる．印象採得・咬合採得は，それがうまくいっているかどうかは別にして，マニュアルどおりに事を進めていけばとりあえずゴールに到着することができる．ところが，咬合調整はどこをどの程度，どの順番で調整していけばよいのかが不明だし，どこまでいったら終了なのかがわからない，というのが本音だと思う．30頁に咬合調整の考え方と手順について説明しているので，ご覧いただければやり方や考え方はわかると思うが，咬合調整をマスターする一番の近道は，ビデオで自分が咬合調整しているところを撮影することである．

　義歯を入れたら，カチカチとタッピングしてもらい，ガリガリと側方運動をしてもらう．咬合紙でチェックしたらそれを撮影する．削合しているとき，どんなバーでどのように削っているかが記録できるし，咬合紙の穴の開き方の変化，咬合面の当たり方の変化，そして咬合調整前の義歯のタッピングと側方運動の動き方の変化などが一目瞭然である．最後に試食してもらおう．何を食べたか，うまく食べられたか，どのあたりで嚙んでいるのかなどが，よくわかる．そして患者さんにインタビューしてみよう．

　このように，ビデオを活用するのが咬合調整を理解する一番の近道だと私は思っている．

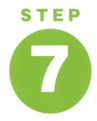

コピーデンチャーを改造する

> **Essence**
> ① 術者の判断により印象採得・咬合採得を行う場合は，咬合堤つき個人トレーとして改造する
> ② 咬合関係や床縁形態のあり方を確認してから印象採得・咬合採得を行う場合は，治療用義歯として改造する

「総義歯吸着への7つのステップ」の最後は，コピーデンチャーの改造である．これが，ここまで述べてきたことを実践する「まとめ」ともいえる．

コピーデンチャーの改造には2種類あって，ひとつは，咬合堤つき個人トレーとするために改造する方法である．これは，コピーデンチャーを歯肉色であるピンク色1色で作ったものを改造していく．もうひとつは，治療用義歯として作るもので，歯冠色である白色1色で作ったものを改造していく．

咬合堤つき個人トレーとして改造する場合は，形ができていればよいので，研磨もあまりいらないし，咬合関係もパラフィンワックスで記録してしまう．これに対して，白色で作って治療用義歯として使ってもらうためには，咬合関係もレジンで修正しなければならないし，表面の研磨もある程度入念に行わなければならない．

新しい義歯を作るのは，現在の状態に不備なところがあるからである．だとすれば，新たに作った義歯の状態はよいはずなのだが，本当にそれが最良かどうかは，実のところわからない．また，最良のものであったとしても，患者さんがその状態に適応してくれない場合もある．

そのため理想的には，治療用義歯を作り，よい状態を探り，それに慣れてもらうことである．したがって，まずコピーデンチャーを白色で作りそれを改造し，その後，改造したコピーデンチャーの"コピーデンチャー"をピンク色のレジンで作り，咬合堤つき個人トレーとして印象採得・咬合採得するのが一番よい．

しかし，実際の臨床では必要以上の手間をかけないことも大切である．そこで，術者の判断によりはじめからコピーデンチャーをピンク色で作り，咬合堤つき個人トレーとして印象採得・咬合採得する方法も選択できる．

ここでは，この2つの改造について症例によって説明し，コピーデンチャー改造のやり方をみていただくことにする．

[1 コピーデンチャーを咬合堤つき個人トレーとして改造する]

▶▶▶ 顎堤と旧義歯の状態

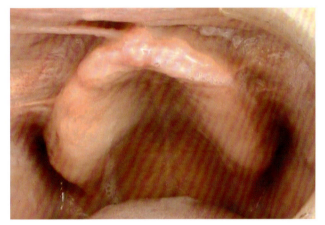

1 上顎顎堤はボリュームがあり，フラビーガムもみられない．

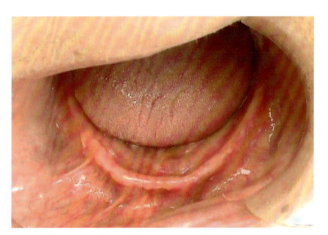

2 下顎顎堤の高さはあるが，細くなっている．

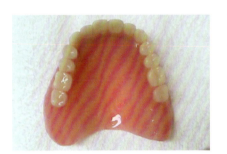

3 上顎旧義歯咬合面観．

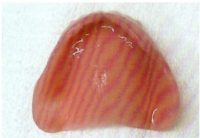

4 上顎旧義歯粘膜面観．

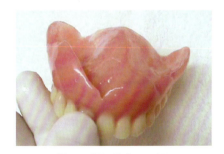

5 上顎旧義歯正面観．

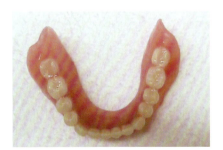

6 下顎旧義歯咬合面観．

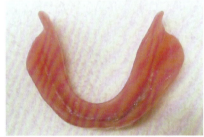

7 下顎旧義歯粘膜面観．

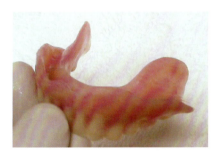

8 下顎旧義歯の側方面観．下顎総義歯舌側の床縁形態は絶対にこのようにはならない．舌小帯部から最後方部までほぼ直線になるはずである．12頁のステップ1「形を覚える」を参照していただきたい．

▶▶▶ コピーデンチャーを作る

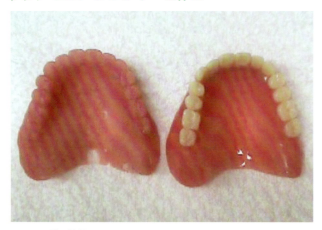
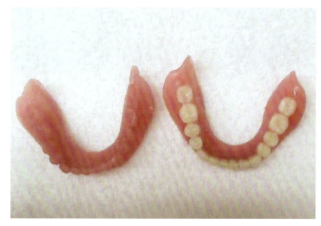

9・10 旧義歯とコピーデンチャー．コピーデンチャーは上下顎ともにピンク1色で作り，咬合堤つき個人トレーとして使用する．

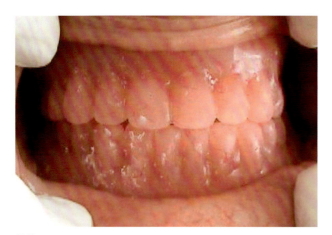
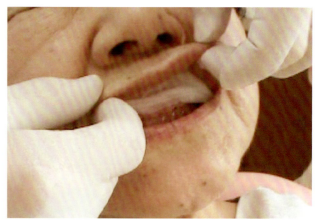

11 上下のコピーデンチャーを口腔内に入れる．疼痛を与えていないか，咬合関係の極端な狂いがないかを確認する．

12 濡らしたワッテを上唇の内側に入れて，リップサポートの良否を確認する．鼻の下に適度な膨らみを与えることが大切だが，あまり膨らみすぎて人中がみえないようだと逆効果である．

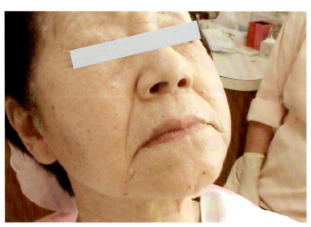

13 口元の感じを観察する．ポイントは鼻唇溝と人中の適度なみえ方，そして上下の唇の幅のみえ方などである．上唇がみえないで下唇ばかりが強調されているときは咬合高径が低いと考えられるし，上唇ばかりがみえるということは下顎前歯の排列に問題が生じているとも考えられる．

▶▶▶ 上顎頬側床縁を修正する

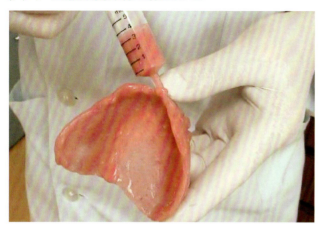

14 床縁にペリモールドを盛って頬側の床縁形態を作っていく．

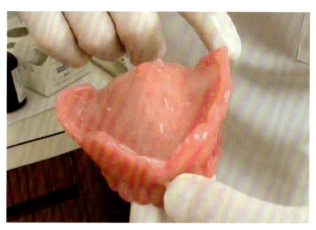

15 ほどよいコシができてきたことを確認する．

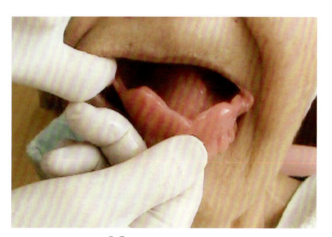

16 口腔内に入れる．

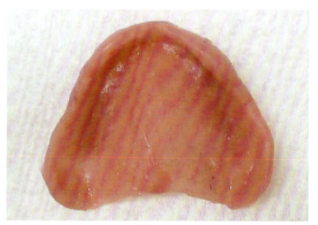

17 途中で外したりせず，そのまま口腔内で硬化させると，頬側の床縁形態ができる．

▶▶▶ 上顎後縁部を足す

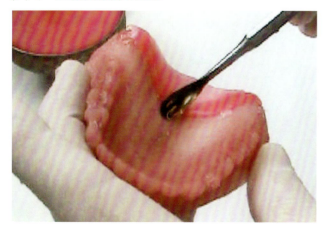

18 後縁部にパラフィンワックスをつける．

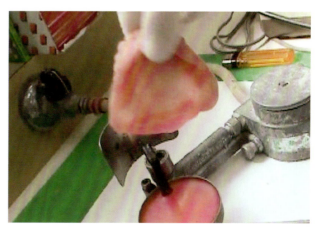

19 3秒間火の上にかざしパラフィンワックスを少し軟化する．

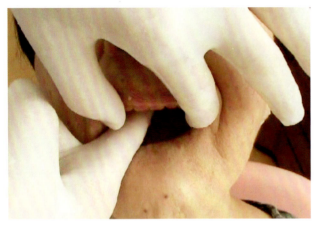

20 パラフィンワックスを軽く口蓋に圧接する．

▶▶▶ 上顎印象採得

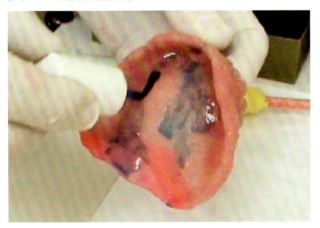

21 シリコーン用の接着材を十分に塗布する．

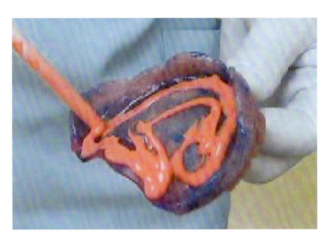

22 シリコーン印象材を入れる．

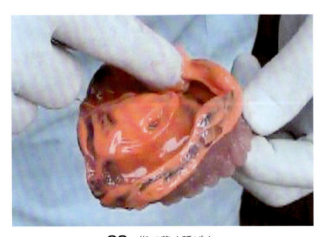

23 指で薄く延ばす．

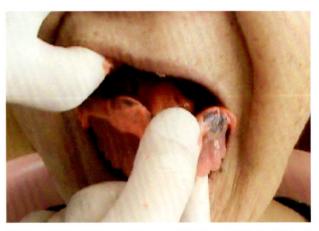

24 口腔内に入れる．入れると後縁部から印象材が溢れ出てくるので，指で拭き取ることが大切である．

第Ⅰ章　総義歯吸着への7つのステップ　47

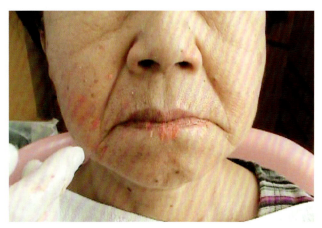

25 下顎の義歯も入れて，噛み合わせるようにして硬化を待つ．

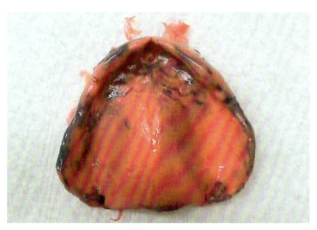

26 採得された上顎印象．

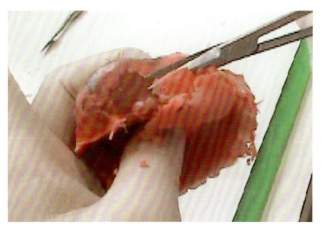

27 人工歯部にかぶっているシリコーン印象材を切り取る．

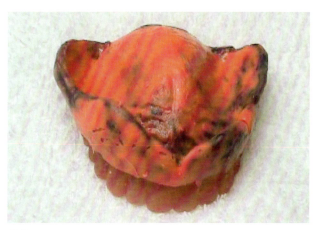

28 床縁は折り返し地点まで丸みを帯びた状態で，充実していることが大切である．

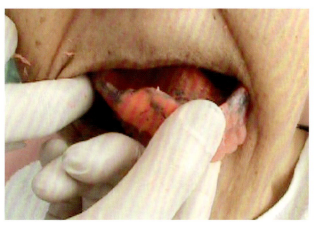

29 採得された上顎の印象を口腔内に戻し，下顎の印象に移る．

▶▶▶ **下顎床縁を修正する**

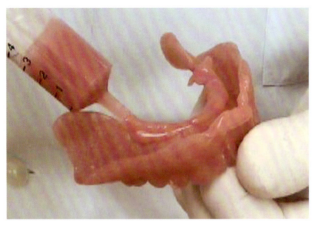

30 ペリモールドで舌側の床縁形態を修正する．早めに床縁に盛ってコシが出るまで口腔外で待ってから，口腔内に入れるようにする．

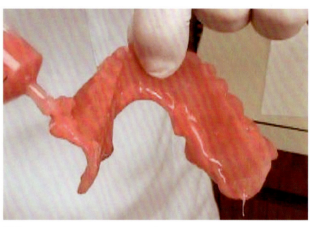

31 頬棚の上に頬筋が乗る部分にもペリモールドを盛る．ここは，下顎の義歯を維持安定させるために重要な部分である．

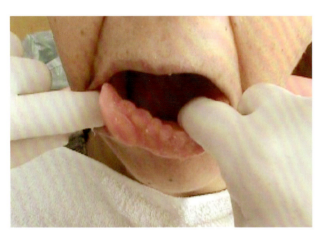

32 口腔内に入れる．

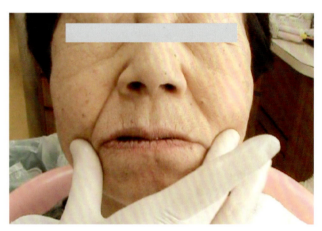

33 頬の外から頬棚部の床縁を軽く押さえて形を作る．「ゴックン」と嚥下の動作をしてもらうことにより，舌側の床縁形態を決める．

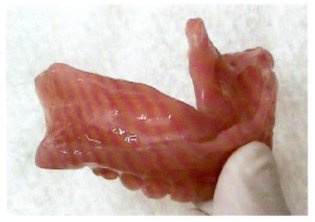

34 舌側と頬棚部の床縁の形ができあがってくる．舌小帯から後方に至る形態を術前の義歯（8）と比較していただきたい．

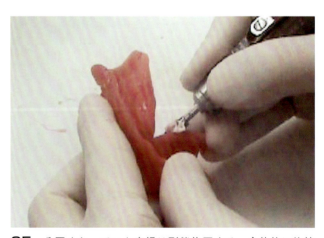

35 分厚くなっていた床縁は形態修正する．全体的に均等な，ほどよい丸みが必要である．

第 I 章　総義歯吸着への7つのステップ　49

▶▶▶ 下顎印象採得

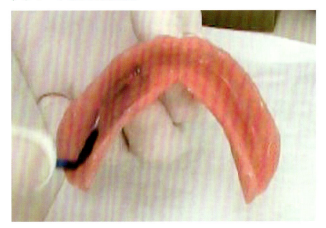

36 接着材を十分に塗布する．

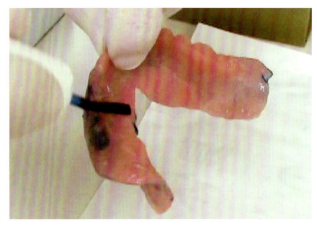

37 臼歯部頬側と咬合面にも接着材を塗布する．

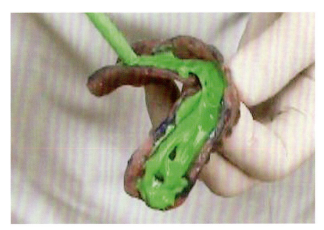

38 粘膜面にシリコーン印象材を入れる．個人トレーとしてのコピーデンチャーはピッタリできあがっているので，それほど多くの印象材は必要としない．

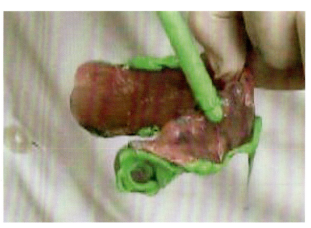

39 頬側と咬合面にもシリコーン印象材を盛る．盛り上げる量は，左側咬合面を参考にしていただきたい．

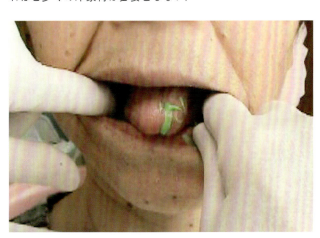

40 形はレジンでできあがっているので，舌を出してもらい頬や唇も十分に動かしてもらう．

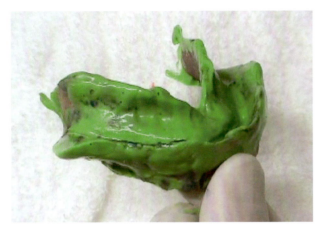

41 総義歯らしい形にできあがっている.

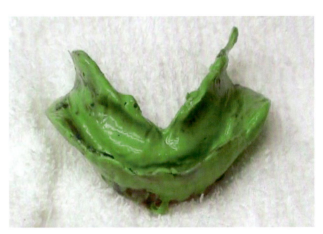

42 左右対称に頰棚部は頰側に開いて、舌側床縁は上にまっすぐ上がっている.

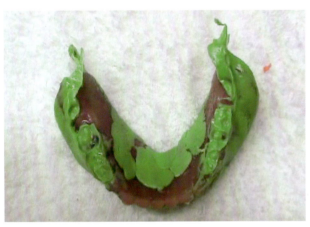

43 咬合面からみると舌側床部に舌が乗っているところ，頰棚の床縁部が周囲組織により押さえられている形ができているのがわかる.

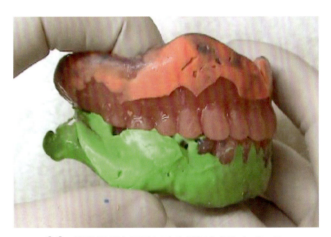

44 印象採得と同時に咬合採得も行われている.

▶▶▶ 上顎後縁部の設定

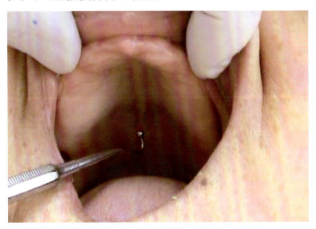

45 後縁部の目安とするために，「アーッ」と発声してもらって動かないところに口紅を塗布する.

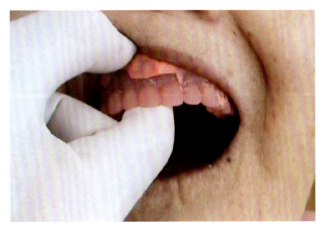

46 義歯を入れる.

第Ⅰ章　総義歯吸着への7つのステップ　51

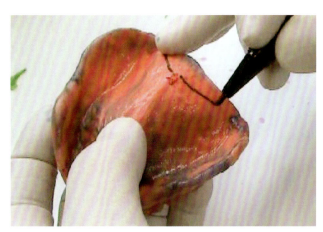

47 口紅がついたところが動かないところなので，この点とハミュラーノッチを結んで後縁部とする．

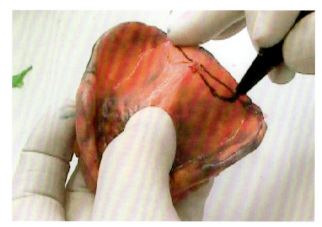

48 ポストダムの形態も描いておく．

▶▶▶ ボクシング

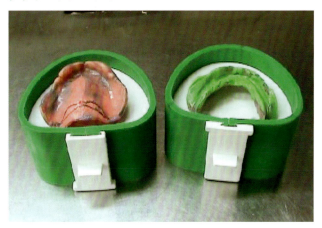

49 CDフラスコの中へコピーデンチャーを入れて，ボクシングの準備をする．

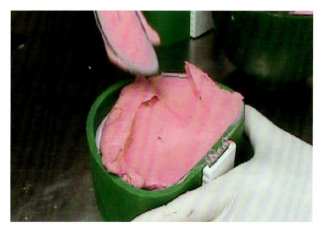

50 アルジネート印象材を5杯分練和し，CDフラスコに入れる．

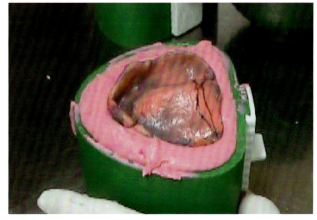

51 印象面を上にして，上顎コピーデンチャーを床縁近くまでアルジネート印象材の中に沈める．

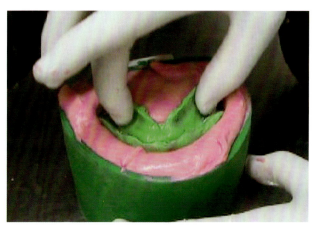

52 下顎も同様にする．

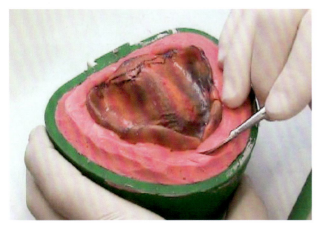

53 床縁にかぶっているアルジネート印象材を彫刻刀エバンで切り取る．

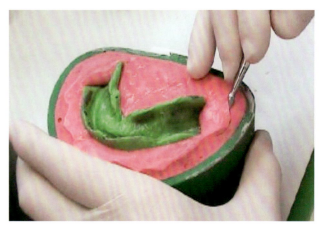

54 下顎も同様にする．特にレトロモラーパッドのあたりにアルジネート印象材がかぶってしまいやすい．ここは重要なところなので，注意深く行う．

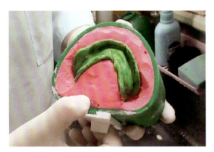

55 CDフラスコのワクを一度外す．

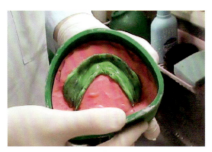

56 上げ底にしてあったので，下へ降ろす．

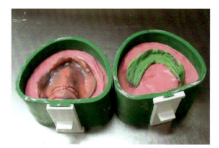

57 上顎も同様にしてボクシング完成．

▶▶▶ 石膏模型の作製

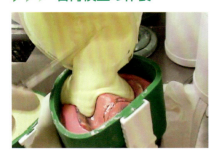

58 上顎に石膏を注入する．

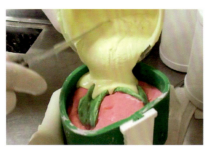

59 下顎も同様にする．

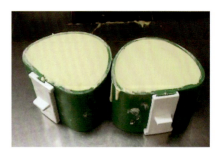

60 上下ともに石膏が注入された．

第Ⅰ章 総義歯吸着への7つのステップ 53

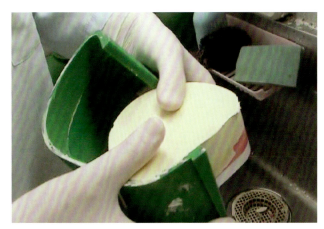

61 石膏が硬化したらワクを外す．

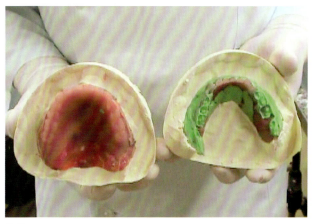

62 CDフラスコに石膏を注入したままでは上下ともに石膏部分が大きくなるため，トリミングを行う．

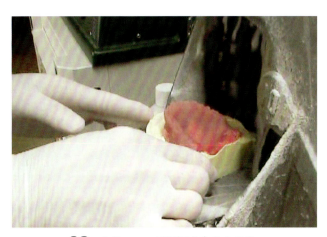

63 トリーマーで周囲を小さくする．

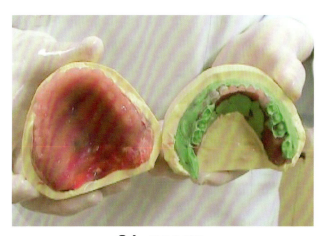

64 できあがり．

▶▶▶ 咬合器付着

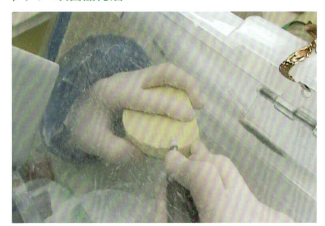

65 咬合器へ付着するために，模型底面に溝をつける．

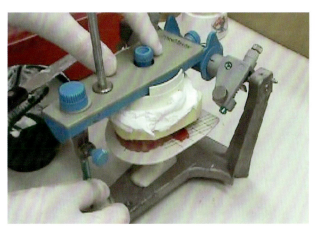

66 上顎模型を咬合器に付着する．

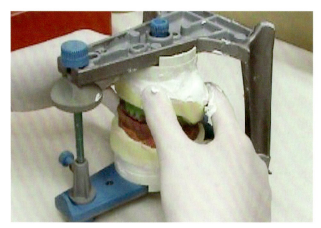

67 上顎に咬合させて下顎模型を咬合器に付着する.

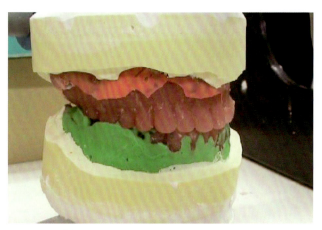

68 上下の模型が咬合器に付着された.

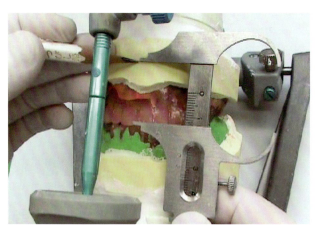

69 前歯排列の目安にするために,上顎中切歯切縁から25ミリのところへ印をつける.

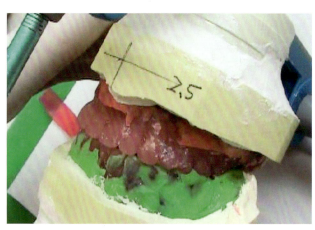

70 パラフィンワックスを定規にして,25ミリのところに線を引く.正中部にも線を引く.

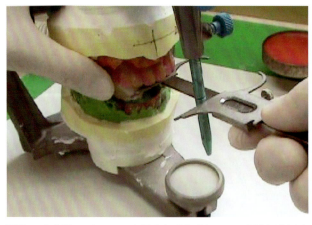

71 咬合器のピンから上顎中切歯切縁までの距離も計測する.

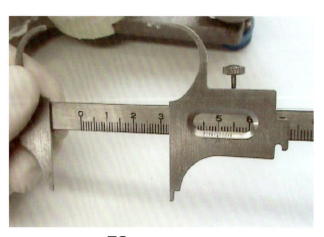

72 45ミリである.

第Ⅰ章 総義歯吸着への7つのステップ

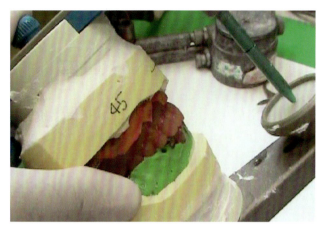
73 側面にその値を記入する．

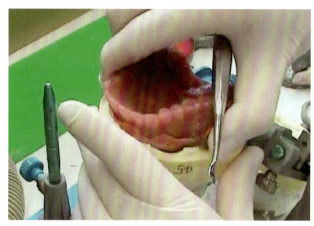
74 コピーデンチャーを模型から外す．

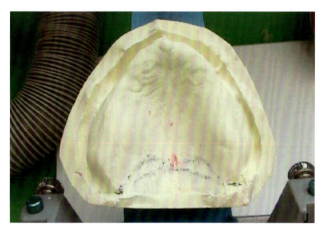
75 上顎模型ができあがった．

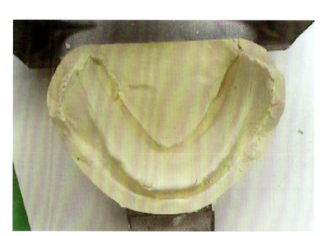
76 下顎模型ができあがった．

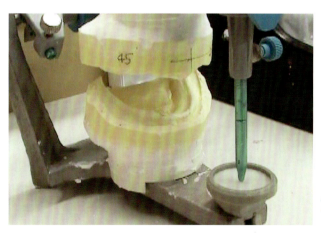
77 印象採得と咬合採得が同時に行われている．

▶▶▶ **人工歯排列**

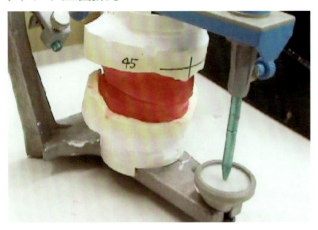

78 模型に記入した25ミリと45ミリの線を参考に蝋堤を製作する．

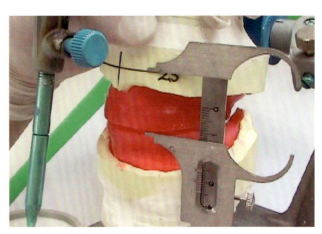

79 切縁から25ミリになっている．

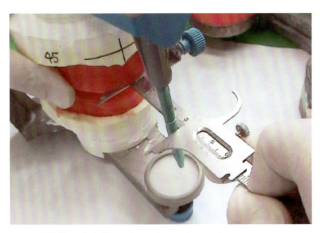

80 咬合器のピンから45ミリになっている．

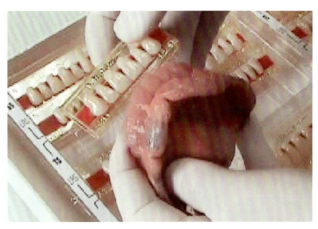

81 コピーデンチャーを参考に人工歯を選択する．私が選択する色はいつもA3である．形態や大きさの選択に関しては，術前に旧義歯を観察し，患者さんの話を聞き決定する．旧義歯にそれほどの違和感がなければ，旧義歯と同じようなものにしていく．

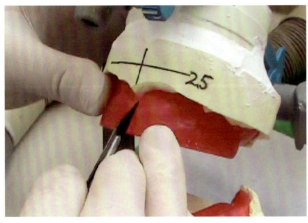

82 正中を描く．

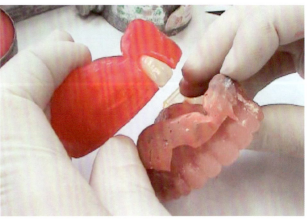

83 常にコピーデンチャーを参考にしながら排列していく．私は|1 から排列している．

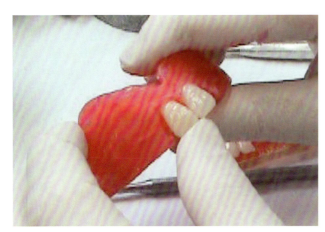

84 1|1 が排列された．

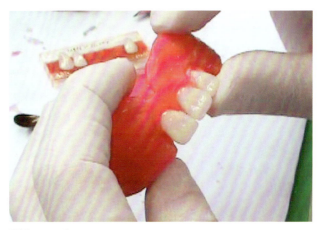

85 次に|2 を排列する．このように互い違いに排列していくほうが早くできる．

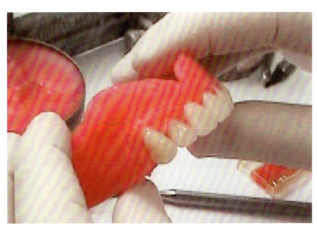

86 最後に 3| を排列する．

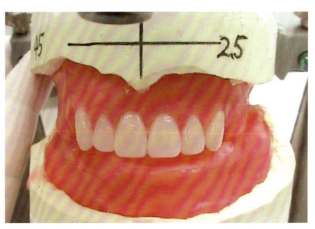

87 上顎前歯が排列された．

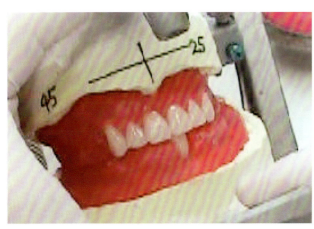

88 次に下顎に移る．下顎も|1 から排列していく．

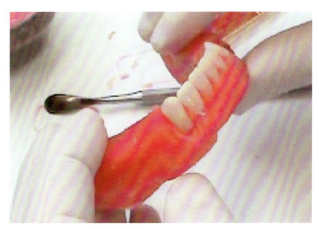

89 最後に 3| を排列して前歯の排列を完成させる．

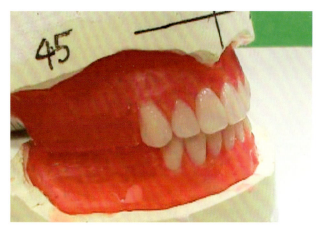

90　上下顎前歯が排列されている．咬合平面は，レトロモラーパッドの真ん中あたりの高さと中切歯の切縁を結んだ平面にしている．すなわち，咬合平面は咬合器上で設定している．

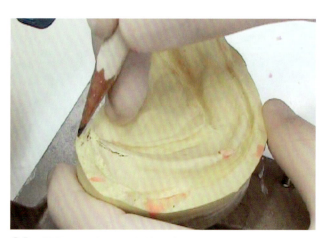

91　顎堤頂の延長上に鉛筆で線を引く．レトロモラーパッドの真ん中でもある．

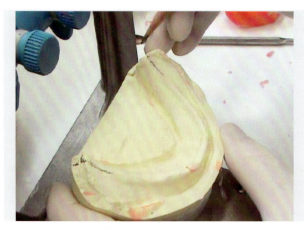

92　左側も同様にする．

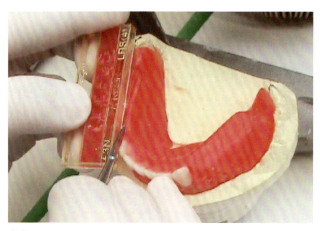

93　下顎犬歯の尖頭と鉛筆で記したレトロモラーパッドの真ん中とを直線で結ぶ．

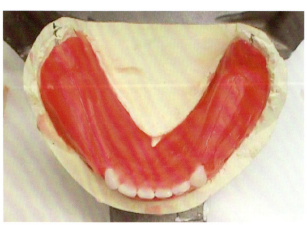

94　この線が下顎臼歯の中央溝となり，上下顎臼歯の頬舌的排列位置の基準になる．舌の側面に合わせて，ややカーブをつけて臼歯を排列する．

▶▶▶ 試適

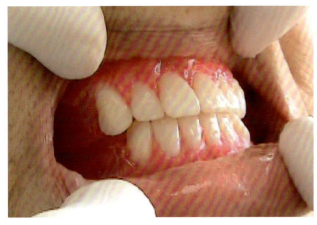

95 口腔内に試適する．前歯部の審美状態と臼歯部の咬合状態を観察する．臼歯部は人工歯が排列されていなくても，上下顎蝋堤同士の接触状態で十分確認ができる．前歯部は正中の狂いと人工歯が斜めになっていなければよく，臼歯部は左右均等に合っていればよい．それ以上は装着時に調整すればよい．

▶▶▶ 完成

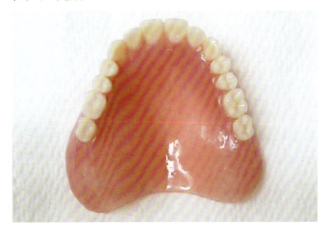

96 上顎完成義歯咬合面観．左右均等な形になっていることが大切である．

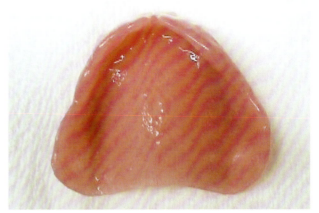

97 同粘膜面観．床縁の適度な丸みがみてとれる．

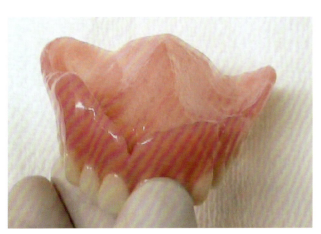

98 印象と同じ形をしている．

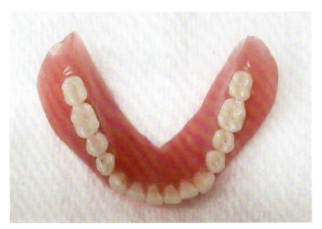

99 下顎完成義歯咬合面観．人工歯は，下顎犬歯の尖頭とレトロモラーパッドの真ん中を結んだ線上に排列されている．頬側・舌側の周囲組織により維持安定させるための床の形がみえる．

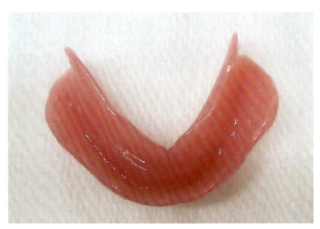

100 同粘膜面観．左右均等な形をしている．

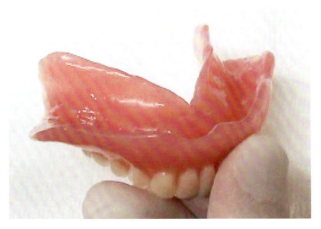

101 印象で採得された下顎の舌側の床縁形態が，完成義歯に再現されている．

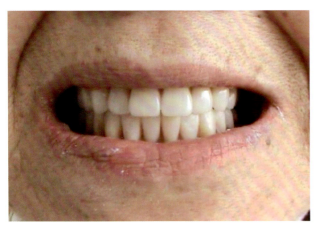

102 口腔内に装着された．

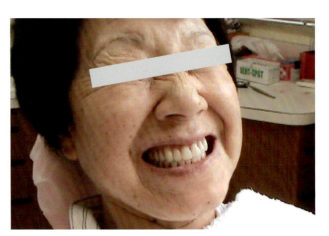

103 義歯の入った顔貌．

第Ⅰ章　総義歯吸着への7つのステップ

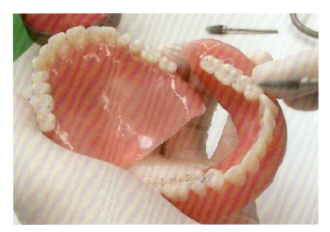

104 咬合調整を行う（24頁ステップ5「咬合を理解する」を参照）.

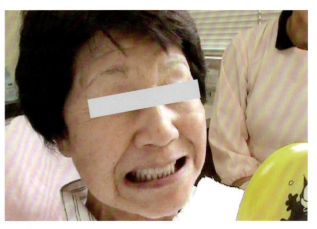

105 鏡をみていただいて，義歯を入れたときの顔の感じや人工歯の排列などを確認してもらう.

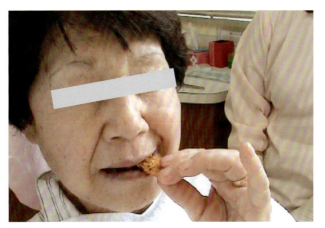

106 試食してもらう.

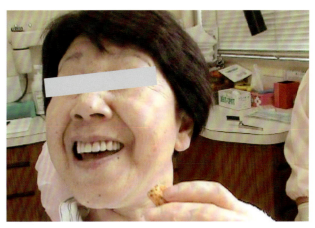

107 硬いものが噛めるようになって思わずニッコリ.

[2 コピーデンチャーを治療用義歯として改造する]

▶▶▶ 顎堤と旧義歯の状態

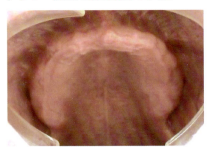

1 上顎顎堤の状態.

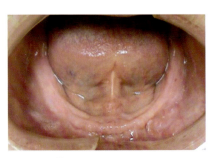

2 下顎顎堤の状態.

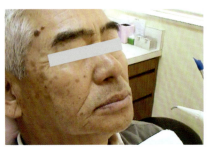

3 上顎は「外れやすい」,下顎は「咬合高径が低い」という主訴である.

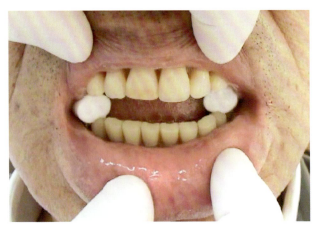

4 ロールワッテを咬合面に置いて咬合高径を挙げ,顔貌を観察する.

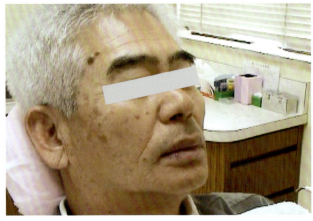

5 咬合高径を挙上したことにより顔貌が回復されている.特に上下の唇の感じをみてほしい.3では下唇がつき出した感じになっていたが,顎が引けたような感じになった.

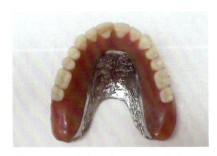

6 上顎旧義歯咬合面観.口蓋部は金属床になっている.

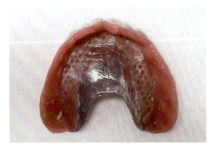

7 同粘膜面観.後縁部の封鎖が不足しているために,脱落しやすくなっているのだと思われる.

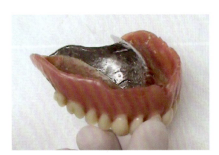

8 同側方面観.上顎結節を抱え込んでいる部分が不足しているようだ.

第Ⅰ章 総義歯吸着への7つのステップ

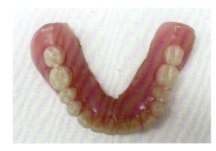

9 下顎旧義歯咬合面観.

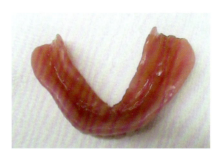

10 同粘膜面観.

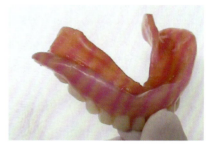

11 同側方面観.下顎床縁はほどよい形をしているのだが,咬合高径が低くなっている.

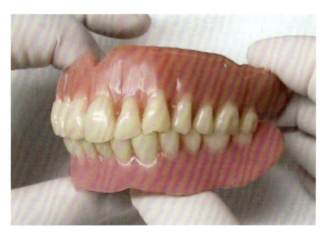

12 上下旧義歯の咬合関係.咬合高径が低いので,白いコピーデンチャーを作り治療用義歯として使用してもらい,状態の変化を観察する必要がある.

▶▶▶ コピーデンチャーを作る

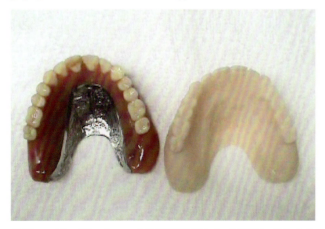

13 コピーデンチャーを治療用義歯として使用してもらう場合には,白1色で作っていく.

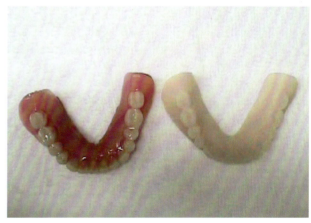

14 下顎も同様に白で作製する.

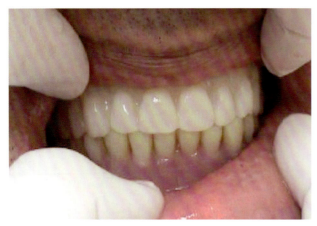

15 下顎は旧義歯を入れたまま，上顎のみコピーデンチャーを入れてみる．まずこの日は上顎だけを改造し，患者さんには上顎コピーデンチャーと下顎旧義歯の組み合わせで帰ってもらうことにする．

▶▶▶ 上顎頬側床縁形態の修正

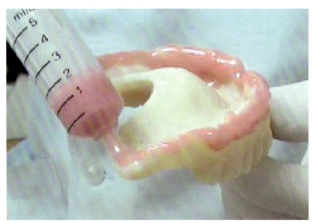

16 ペリモールドを盛り，上顎頬側床縁形態を修正していく．

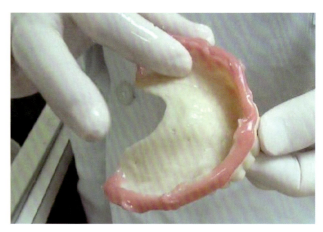

17 口腔外であらかじめ義歯らしい形にする．

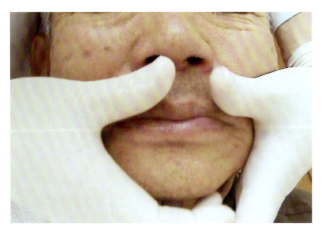

18 ペリモールドの硬さがほどよい状態になったら口腔内に入れ，親指で頬側床縁を形作る．

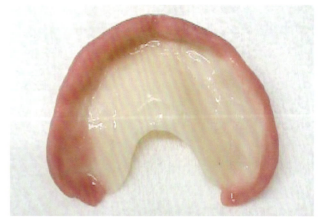

19 頬側床縁の形ができあがった．このとき「お・や・まの法則」に則った床縁形態を作るとともに，ハミュラーノッチの部分まで床が延長されている必要がある．これにより後縁部の位置が決定される．

▶▶▶ 上顎後縁部の修正

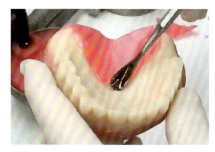

20 後縁部にパラフィンワックスをつけて床を延長し，辺縁封鎖を図る．

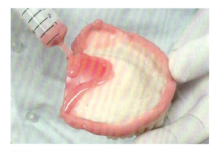

21 延長したパラフィンワックスの上にペリモールドを盛る．このときはコシが出るまで待つ必要はない．盛り上げたらすぐに口腔内に入れる．

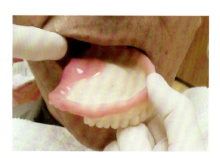

22 すぐに口腔内に入れる．

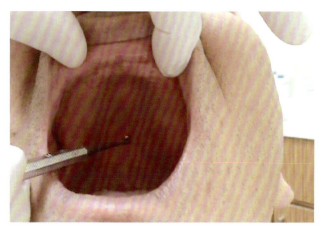

23 後縁部のレジンが硬化して義歯を取り出したら，アーラインに口紅を塗布して後縁部を設定する．

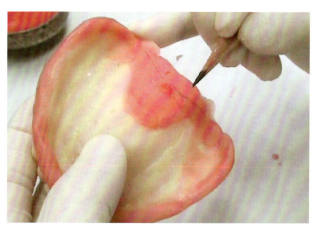

24 左右のハミュラーノッチと口紅が印記されたところを結んで，後縁部とする．

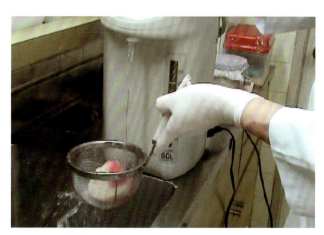

25 パラフィンワックスを流蝋する．

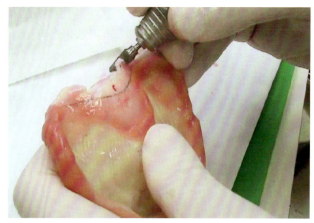

26 後縁部を設定する．これを治療用義歯として使用してもらい様子をみるのだから，設定に関してそんなに神経質になる必要はない．

▶▶▶ ウォッシュする

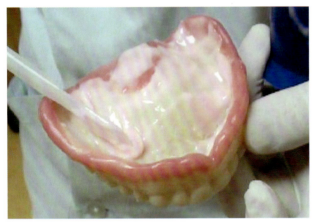

27 ウォッシュ用のリライニング材には流れのよいクラリベースファーストタイプを使用している．

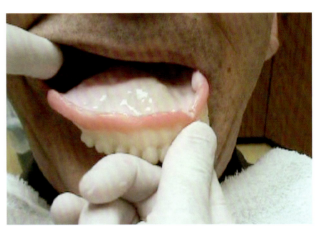

28 口腔内に入れる．入れたら咬合が変わらないように，十分に義歯を口蓋に押しつける．

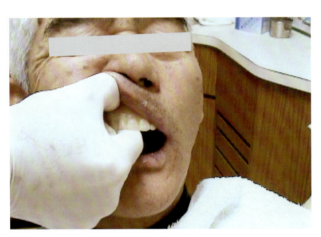

29 吸着が得られる．

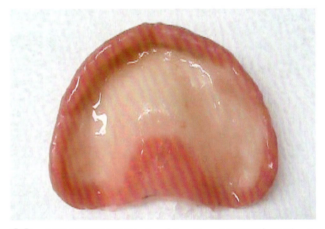

30 上顎の床縁が完成した．「お・や・まの法則」に則った床縁の形，そしてアーラインまで延長して後縁封鎖を図った床の形を，術前（7）と比較していただきたい．

▶▶▶ 上顎唇側の修正

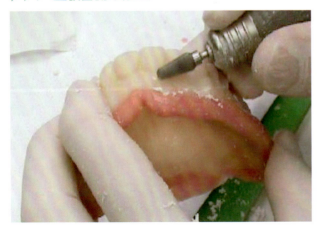

31 唇側の床を深めに削合する．

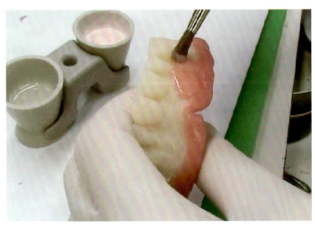

32 そこに歯肉色の即時重合レジンを筆積みする．

第Ⅰ章 総義歯吸着への7つのステップ　67

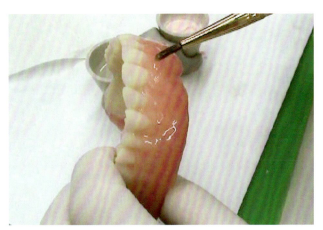

33 歯肉部が白いと不自然なので，ピンク色の即時重合レジンで床を作る．

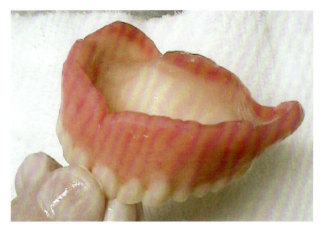

34 上顎の治療用義歯ができあがった．

▶▶▶ **上顎治療用義歯の調整**

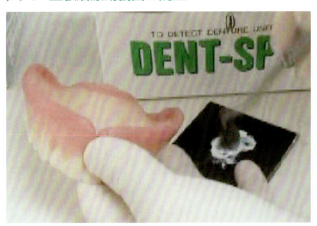

35 粘膜面はデンスポットでチェックする．デンスポットをつけた黒いスポンジで床を軽くたたくようにつけるのがよい．

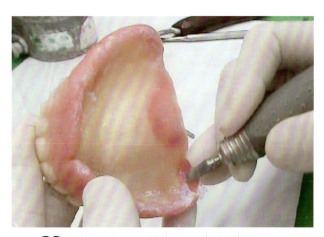

36 デンスポットが排除された部分を削合する．

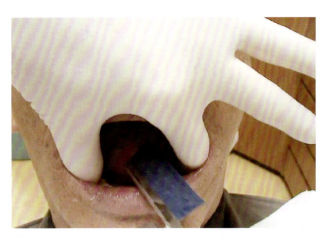

37 咬合調整を行う．患者さんには上顎はコピーデンチャー，下顎は旧義歯という組み合わせで帰っていただくので，調整が必要である．

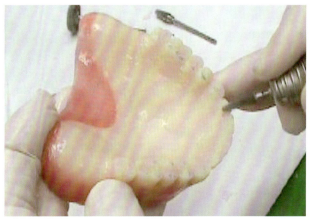

38 咬合調整の目的は，側方運動をして上顎義歯が動かされないことである．

▶▶▶ 咬合高径の修正

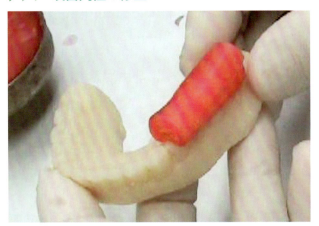

39 5枚分のパラフィンワックスを下顎コピーデンチャーの咬合面に乗せる．パラフィンワックスの厚みは，4のロールワッテによる診断を参考にしている．

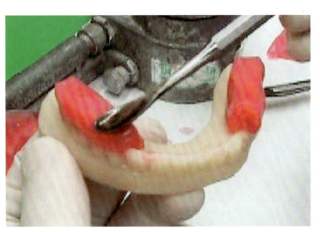

40 表面を軟化させる．

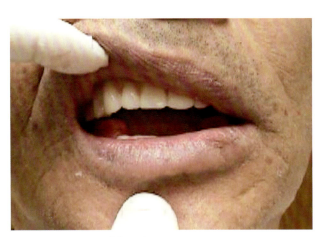

41 咬合させてみる．

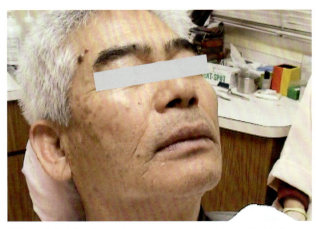

42 咬合高径が少し高いようである．上下の唇が合わせにくいようで，口の中に何か物を含んでいるような口元になっている．

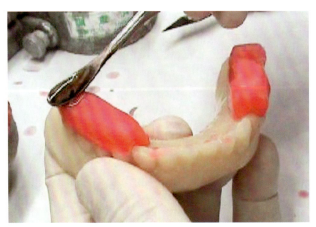

43 もう少し軟化させる．

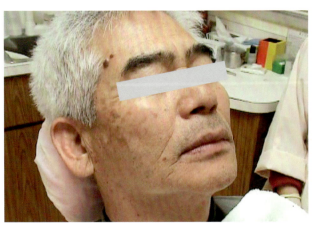

44 こちらのほうがよいようだ．

第Ⅰ章 総義歯吸着への7つのステップ

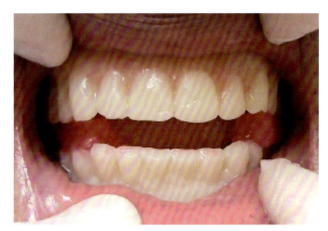

45 パラフィンワックス5枚分咬合高径が挙上されている．

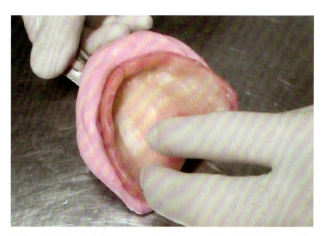

46 改造した上顎コピーデンチャー（治療用義歯）を印象して石膏模型にする．

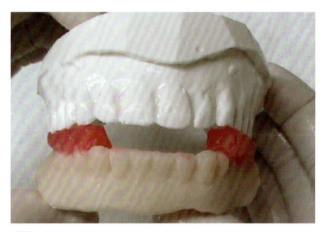

47 上顎は改造したコピーデンチャーが石膏模型になっている．

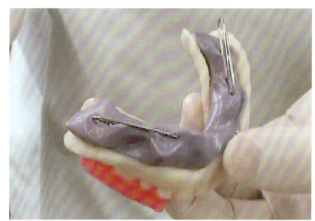

48 下顎の粘膜面にシリコーンパテを入れクリップをつける．

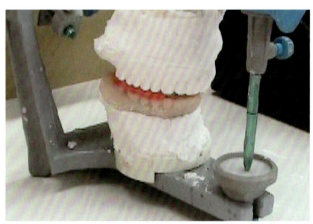

49 咬合器に付着する．

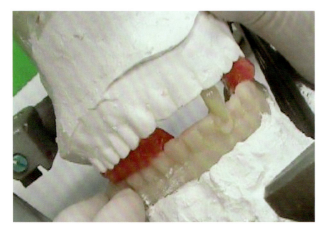

50 1 のレジン人工歯を即時重合レジンでつける.

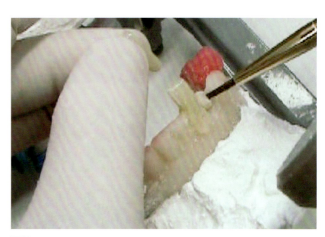

51 即時重合レジンを筆積みしながら下顎人工歯を排列していく.

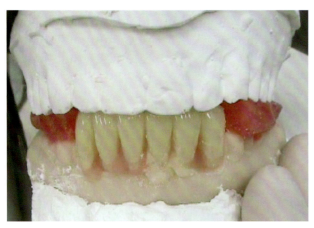

52 下顎前歯部に人工歯を排列する.

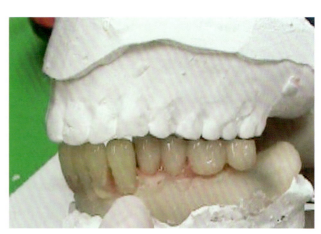

53 次に，左側臼歯部に人工歯を排列する.

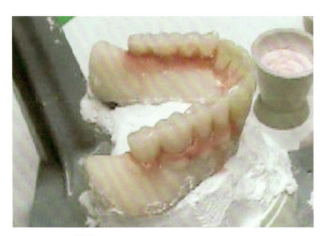

54 右側臼歯部も同様に排列する.

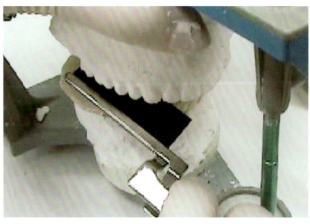

55 咬合調整を行う．側方運動の調整などは行わず，全体に均等に接触することを確認する.

第Ⅰ章　総義歯吸着への7つのステップ

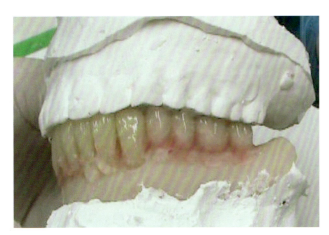

56　排列完成．

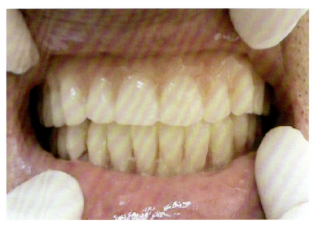

57　口腔内へ入れてみる．咬合器上と同じように咬合していればよい．

▶▶▶ **下顎床縁形態の修正**

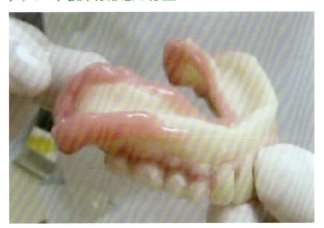

58　下顎床縁形態を修正する．

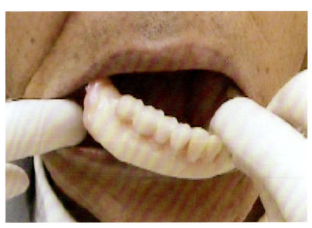

59　口腔内へ入れる．

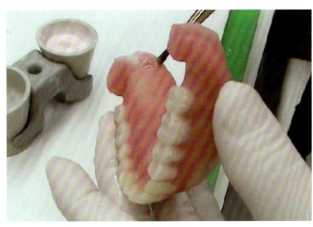

60　即時重合レジンで形態修正を行う．

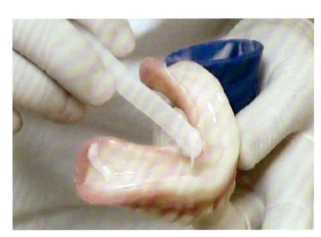

61　クラリベースでウォッシュする．

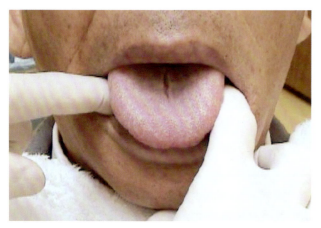

62 舌を出してもらい，頬や唇も全部動かしてもらう．

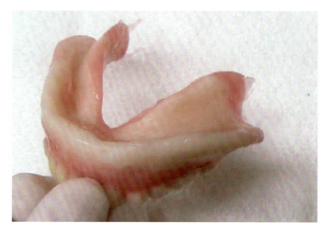

63 形態修正が行われた下顎コピーデンチャー．これが下顎の治療用義歯となる．

▶▶▶ **下顎治療用義歯の調整**

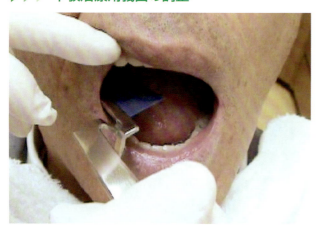

64 咬合調整する．

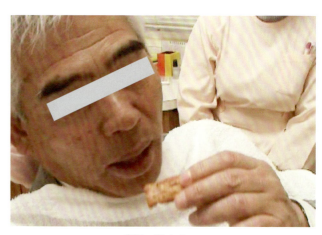

65 試食する．

第Ⅰ章　総義歯吸着への7つのステップ

▶▶▶ 9日後，問題がないことを確認し，コピーデンチャーの"コピーデンチャー"を作る

　改造した上下の白いコピーデンチャーをしばらくの間使ってもらう．この症例の場合は9日後に印象採得に移ったが，使用してもらう期間は症例ごとに異なる．もう少し床縁の形態や咬合関係を修正しなければならないこともあるが，最終的なゴールは患者さんの「OK」をもらうことである．いずれにしてもこの状態で大丈夫となったならば，改造したコピーデンチャーの"コピーデンチャー"を作っていく．今度は咬合堤つき個人トレーとして作るので，ピンク1色でコピーデンチャーを作る．

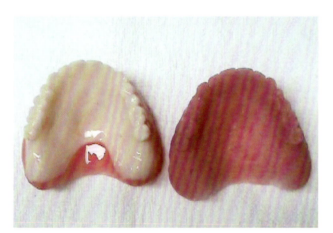
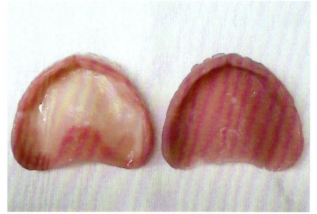

66・67 上顎コピーデンチャーのコピーデンチャー（右）．

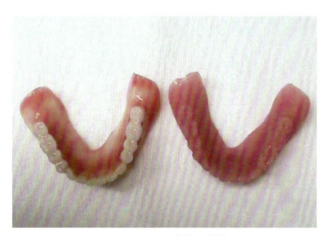
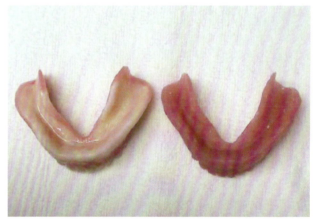

68・69 下顎コピーデンチャーのコピーデンチャー（右）．

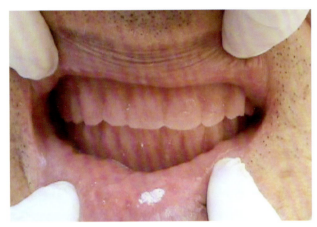

70 口腔内に試適し，疼痛の有無を確認する．

▶▶▶ 上顎印象採得

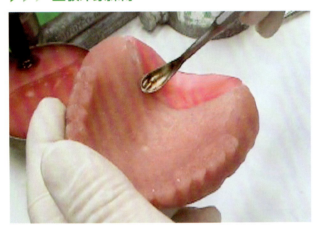

71 上顎後縁部に少しパラフィンワックスをつける．模型は実際の後縁部より長くあったほうが作業がしやすい．

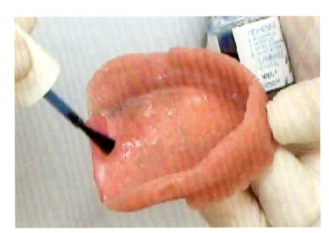

72 十分に接着材を塗布する．

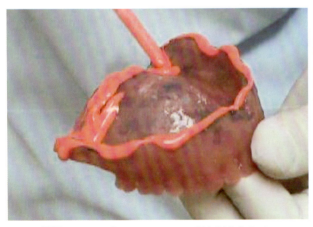

73 上顎粘膜面にシリコーン印象材を入れる．

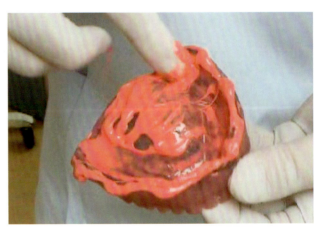

74 指で薄く延ばす．

第Ⅰ章 総義歯吸着への7つのステップ

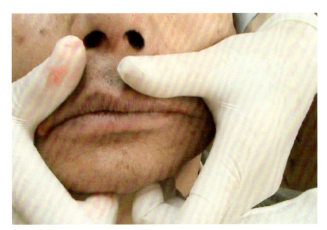
75 口腔内に入れる．

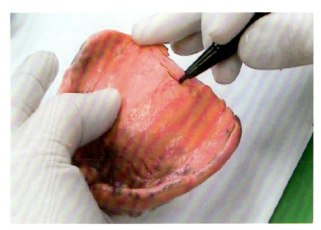
76 後縁部を記入する．

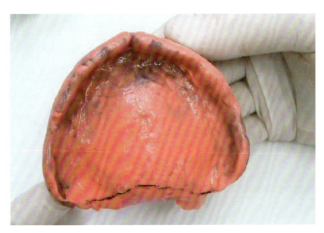
77 上顎印象粘膜面観．

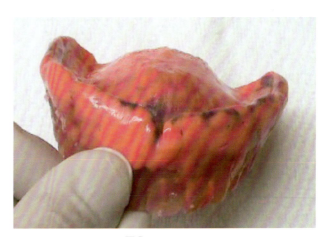
78 同正面観．

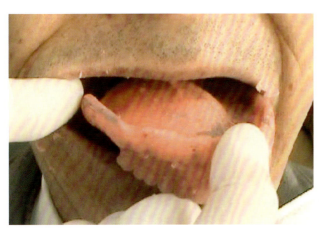
79 上顎の印象を口腔内に戻して下顎の印象に移る．

▶▶▶ 下顎印象採得

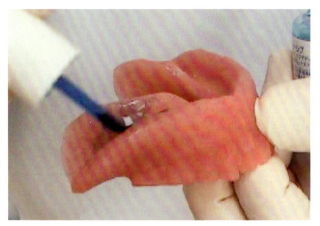

80 下顎粘膜面に接着材を塗布する．

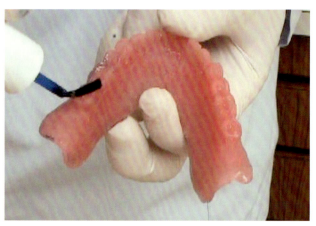

81 咬合面にも接着材を塗布する．

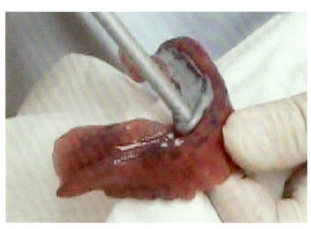

82 粘膜面にシリコーン印象材を入れる．

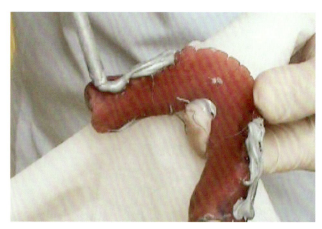

83 咬合面にもつける．

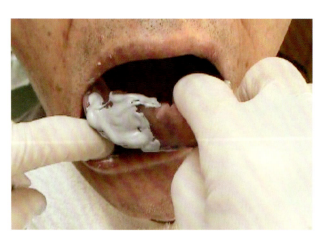

84 口腔内へ入れる．

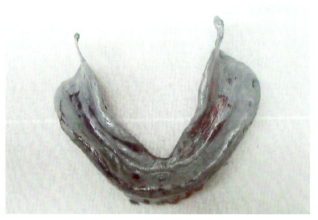

85 下顎印象粘膜面観．

第Ⅰ章　総義歯吸着への7つのステップ

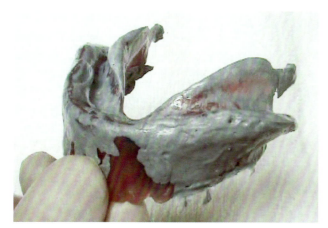

86 同側方面観.

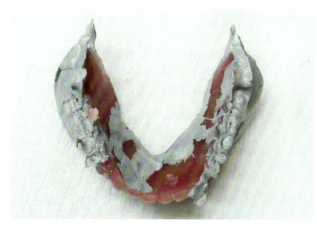

87 咬合面から観察すると，臼歯部頬舌側床縁に頬筋と舌が乗っていることが観察される．

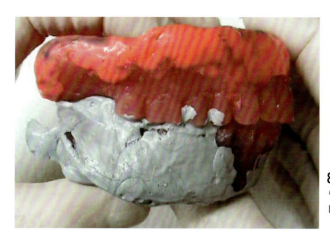

88 印象採得と咬合採得が同時に行われた（ここから先は，「1．コピーデンチャーを咬合堤つき個人トレーとして改造する」の印象採得以後と同じである）．

コラム 下顎顎堤が吸収している症例の義歯はどんな形になるのか

　下顎顎堤が吸収して，顎堤頂が谷底みたいに一番低くなっているような症例がある．頬や唇を引っ張ると全部動いてしまい，どこまで入れ歯を作っていいのかわからず途方に暮れてしまう．

　しかし，実は顎堤が吸収している総義歯ほど「総義歯らしい形」がはっきりしていて，最終的に完成した総義歯は同じ形をしている．したがって，この総義歯らしい形を求めていけばいいのは，顎堤がしっかりしている症例と同じである．ただし，顎堤がしっかりしている症例に比べてあまりごまかしがきかないため，本書の第Ⅰ章で述べた1から4までのステップを確実に追うことが必要になってくる．

　まず形であるが，顎堤の吸収が激しい場合，舌側床縁の深さは取れないので，義歯の左右の動きを止めるために，確実にレトロモラーパッドの上にまで床縁を求め，その舌側にまっすぐ下ろした外形が必要になってくる．一見顎堤がないようだが，レトロモラーパッドの上にまで床を延長すると，レトロモラーパッドの舌側に床を作ることができるのである．言い換えると，ここに床縁がなければ，顎堤吸収の激しい症例は口の中に収まらない．そして，レトロモラーパッドから大臼歯の頬側へかけたいわゆる頬棚部の床縁の上に頬筋の下方線維が乗ることによって，下顎の総義歯は押さえられているのである．

　もちろん，そこには骨面の印象が採れている必要があるし，義歯が動かないようにするための咬合調整をきちんと行う必要がある．

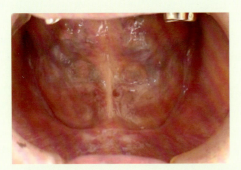 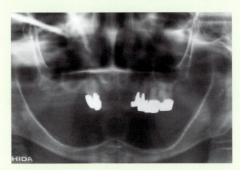

口腔内とパノラマエックス線像．

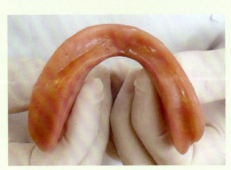 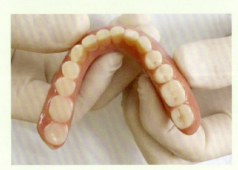

旧義歯粘膜面と咬合面．

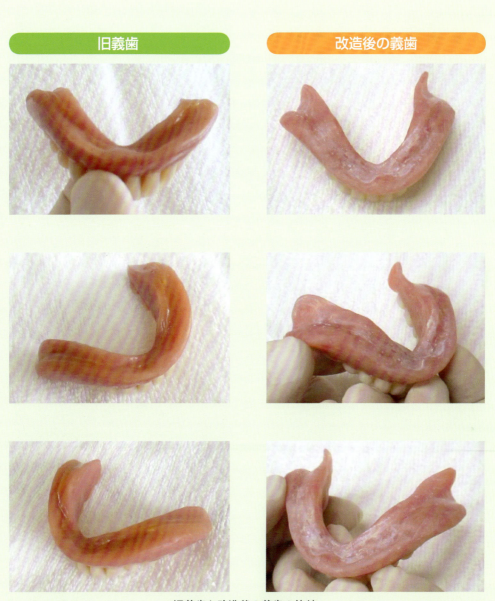

旧義歯と改造後の義歯の比較.

コピーデンチャーテクニックのバリエーション

第Ⅱ章

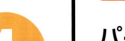

1 パーシャルデンチャーの印象採得・咬合採得にもコピーデンチャーを利用する

　臨床の頻度からいえば，総義歯よりパーシャルデンチャーのほうが多いのは当然である．そこで，総義歯のみならずパーシャルデンチャーの印象採得・咬合採得にもコピーデンチャーを利用できないかと考えてきた．本書のメインテーマであるコピーデンチャーテクニックと吸着への7つのステップは，総義歯製作を視野に入れて書いてあるが，ここではパーシャルデンチャーもコピーデンチャーを咬合堤つき個人トレーとして印象採得・咬合採得する方法について，症例を提示しながら解説していきたい．

　パーシャルデンチャーは，床縁について総義歯ほど厳密ではないが，7つのステップで述べた，義歯らしい形であること，床縁形態のあり方，骨面が採れていること，義歯は周囲組織により押さえられていること，義歯を動かさないような咬合を与えることなどの原則は同じである．これらを簡単かつ確実に求めるには，一次印象，二次印象して咬合床を作って咬合採得するよりも，コピーデンチャーを利用したほうがはるかに有効である．

　その方法とは，まずコピーデンチャーを使って総義歯の印象採得・咬合採得をするように床の印象を採り，その後に，鉤歯や残存歯の印象を上下顎それぞれ採ろうというものである．パーシャルデンチャーの下顎遊離端欠損症例に使われることが多い技法としてオルタードテクニックがあるが，この方法はあえていえば，逆オルタードテクニックとでもいえるのかもしれない．ただこの方法は，両側遊離端義歯や少数残存歯症例に向いているもので，2〜3歯欠損のような咬合関係のはっきりしている少数歯欠損の場合は，個人トレー印象による方法のほうが向いていると考えている．

▶▶▶ 初診時の口腔内と旧義歯の状態

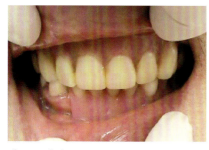

1 旧義歯を入れた状態の正面観.患者さんは旧義歯の前歯の排列状態を新義歯に再現してほしいと望んでいる.

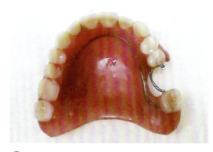

2 上顎旧義歯.残存歯がすれ違いになっているため,頬側のクラスプは破折している.

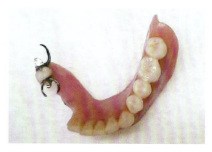

3 下顎旧義歯.最後臼歯の頬側のクラスプが破折している.

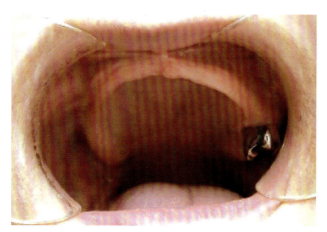

4 上顎口腔内.歯冠修復されている残存歯の状態は良好である.

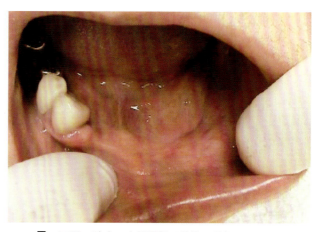

5 下顎口腔内.左側顎堤は異常に吸収している.

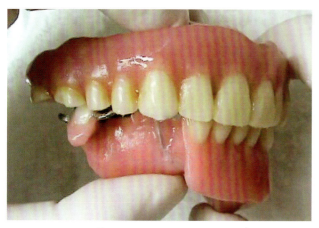

6 旧義歯右側咬合状態.

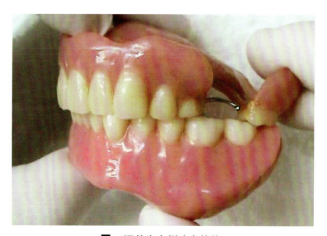

7 旧義歯左側咬合状態.

▶▶▶ コピーデンチャーを作る

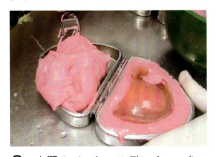

8 上顎のパーシャルデンチャーをコピーデンチャーにする.

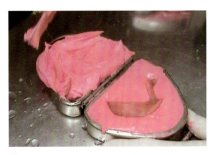

9 下顎のパーシャルデンチャーも同様にコピーデンチャーにする.

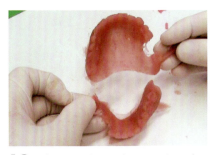

10 上下のピンク色のコピーデンチャーができあがった. 次回までにバリなどを取り去り, トレーとして仕上げておく. これを咬合堤つき個人トレーとして印象採得・咬合採得をしていく.

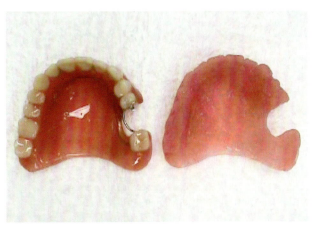

11 上顎旧義歯とコピーデンチャー. 1色で作り, クラスプ部はコピーされている必要がない.

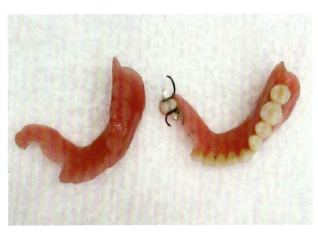

12 下顎旧義歯とコピーデンチャー. これにより新義歯の床の大きさが旧義歯と同じように再現できる.

▶▶▶ 床部分の印象を採得する

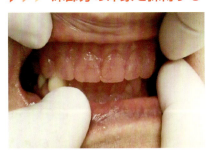

13 咬合堤つき個人トレーであるコピーデンチャーを口腔内に試適する. この症例の場合, 咬合高径には問題がないので, 旧義歯と同じ状態であるコピーデンチャーを利用する方法の長所が大いに発揮できる.

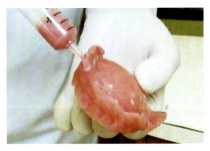

14 ペリモールドをシリンジで頬側床縁に盛る.

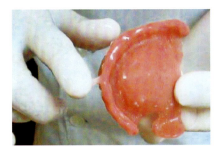

15 ペリモールドがほどよい硬さになるまで口腔外で待つ.

第Ⅱ章 コピーデンチャーテクニックのバリエーション

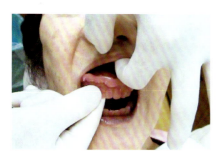
16 口腔内に入れる．

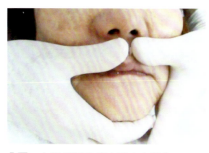
17 上顎頬側床縁の厚みを指先でコントロールする．

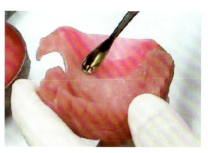
18 後縁部にパラフィンワックスをつける．模型の床縁の大きさは旧義歯と同じにするか，もう少し後ろまであったほうが技工作業がやりやすい．

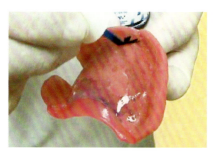
19 接着材を塗布する．

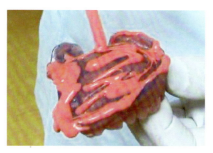
20 シリコーン印象材を内面に塗りつける．

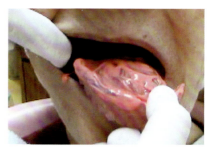
21 そして口腔内に入れる．形はレジンで作られているので，シリコーン印象材はあくまでもウォッシュ的に使う．

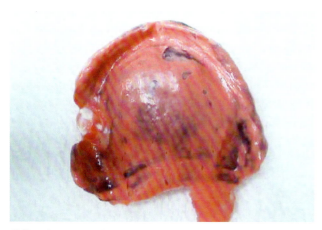
22 床形態の印象が採得された．パーシャルデンチャーなので義歯全体の形は総義歯とは異なるが，「お・や・まの法則」（16頁参照）を基本とする床縁のあり方や骨面を印象することなどは同じである．

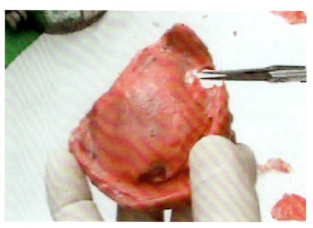
23 鉤歯の部分のシリコーン印象材をハサミで切り取る．

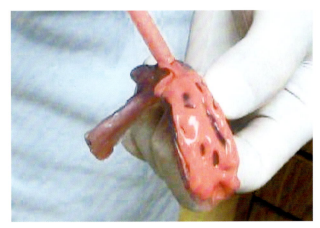

24 先に印象した上顎のコピーデンチャーを口腔内に入れて，次に下顎の印象採得をする．

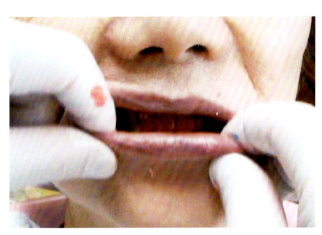

25 口腔内に入れる．下顎はレジンで形態修正することなく，旧義歯をコピーデンチャーにしたものをそのままトレーとして印象している．

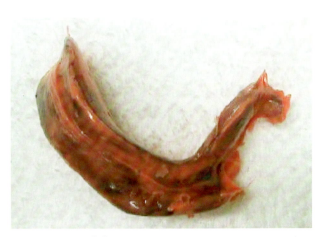

26 床の部分が採得された．

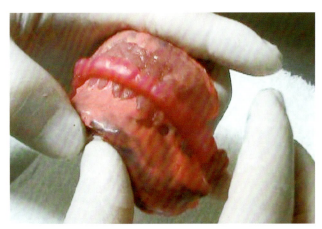

27 床の部分だけが印象された状態の義歯を口腔内に入れてワックスバイトを採る．

▶▶▶ 鉤歯を印象する

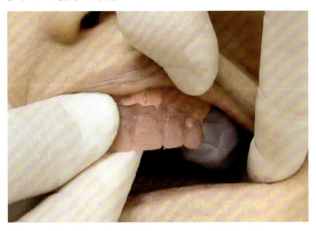

28 上顎の印象だけを口腔内に入れ，残存歯の部分にシリコーンパテをかぶせる．

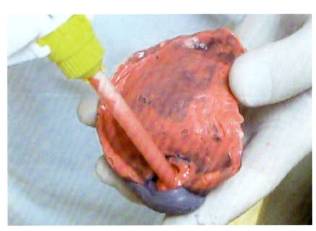

29 シリコーンパテが硬化したら取り出し，シリコーンパテの内面にシリコーン印象材を入れる．

第Ⅱ章　コピーデンチャーテクニックのバリエーション

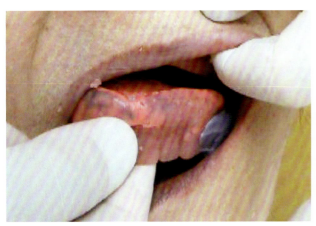

30 口腔内へ戻す．対合する下顎の義歯は入れずに上顎だけで作業を行う．

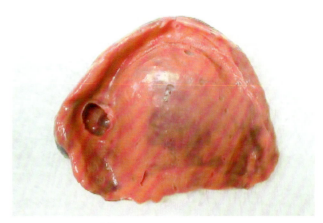

31 採得された上顎印象．

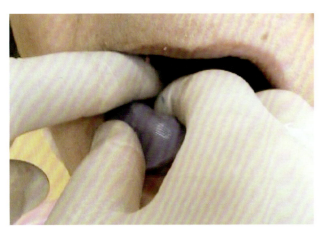

32 下顎も同様に義歯を入れ，鉤歯の部分にシリコーンパテをかぶせる．

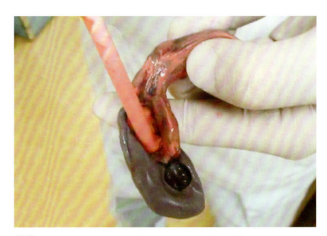

33 シリコーンパテの内面にシリコン印象材を入れる．

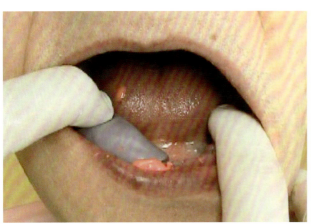

34 口腔内へ戻す．対合する上顎を入れずに下顎鉤歯部を印象採得する．

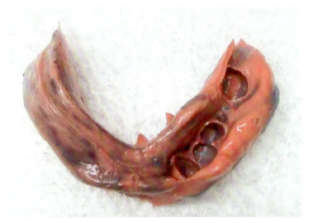

35 採得された下顎印象．粘膜面観．

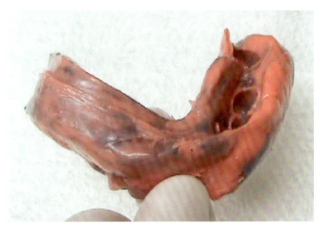

36 同正面観．

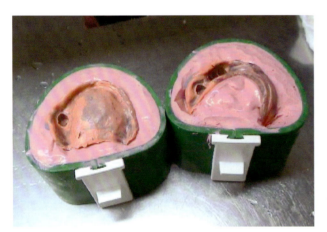

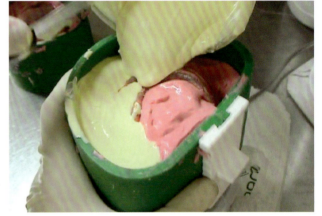

37・38 ボクシングして石膏を注入する．

▶▶▶ **模型を咬合器に付着する**

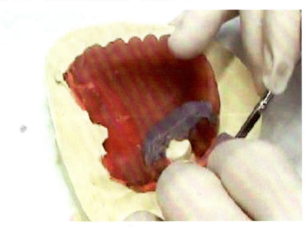

39 石膏が硬化したらシリコーンパテを切り取る．

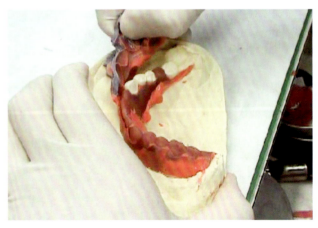

40 下顎も同様にシリコーンパテを切り取る．

第Ⅱ章　コピーデンチャーテクニックのバリエーション

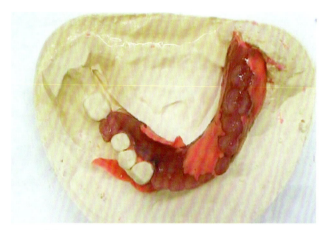
41　コピーデンチャーがついた状態の下顎模型.

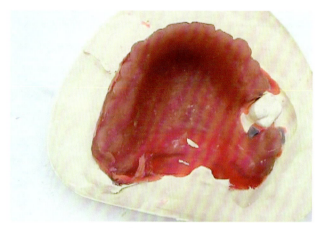
42　同上顎模型.

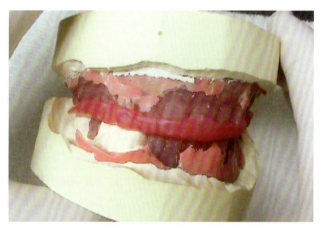
43　パラフィンワックスバイトを介した状態の上下模型.

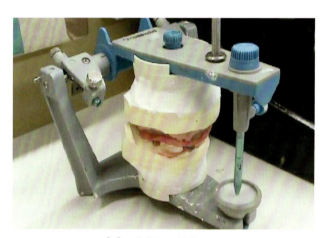
44　咬合器に付着する.

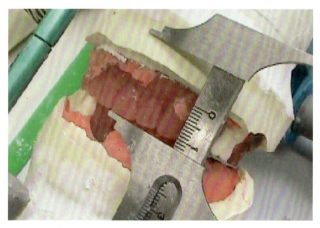
45　上顎中切歯切縁からの距離を計測する.

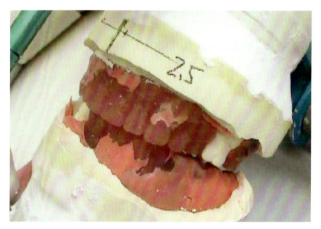
46　数値を書き込む．この数値を参考に人工歯排列を行っていく.

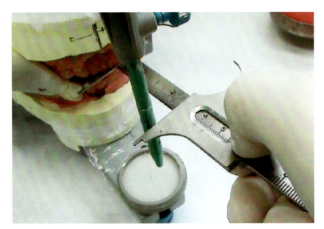

47 ピンからの距離も測っておく．

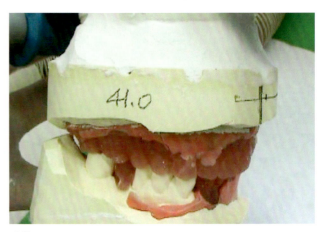

48 数値を書き込む．この数値も前歯部人工歯排列のためのものである．

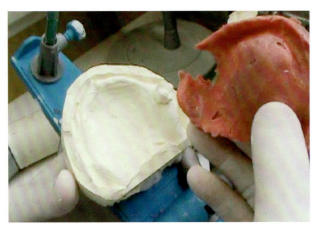

49 コピーデンチャーを模型から外す．

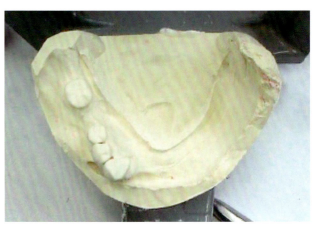

50 下顎も同様に模型から外す．

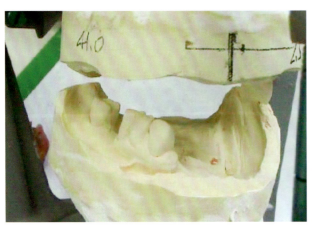

51 印象採得と咬合採得が終わって模型が咬合器に付着されている（この後は総義歯と同じように，模型に書き込んだ数値をもとに人工歯排列を行っていく）．

第Ⅱ章　コピーデンチャーテクニックのバリエーション

コラム　ラバラックDの威力

　サンデンタルから発売されている「ラバラックD」は，義歯の清掃に格段の威力を発揮する材料である．
　どうしても，義歯は汚れてくる．汚れを研磨剤できれいにするのは大変である．かなりの汚れであっても，超音波洗浄器の中にラバラックDを原液のまま入れ，30分ほど洗浄すればきれいになる．クラウンブリッジのテンポラリーもラバラックDで洗浄する．テンポラリーの中にしみ込んでいる汚れも，驚くほどきれいになる．

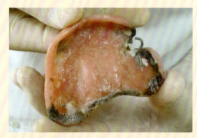
来院時の状態．粘膜面がかなり黒く汚れている．

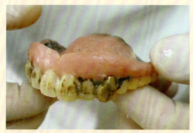
犬歯部金冠の周りの汚れも顕著である．

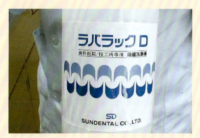
義歯洗浄液ラバラックD（サンデンタル）．

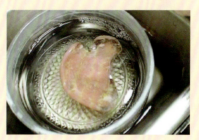
ラバラックDを入れたガラスのボウルの中に義歯を入れ，超音波洗浄する．

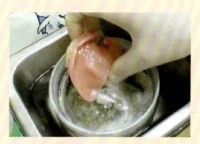
30分後，義歯をボウルから取り出す．

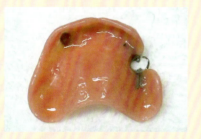
黒い汚れがきれいに取れている．

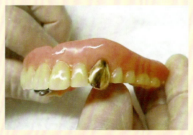
人工歯も金冠も新品同様にきれいになっている．

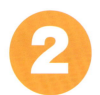

パーシャルデンチャー

鉤歯としてのクラウンを作るときの印象採得・咬合採得のための咬合堤つき個人トレーとしてコピーデンチャーを使う

　パーシャルデンチャーの鉤歯をフルクラウンにすることがある．それが少数残存歯症例であると，セントリックストップが失われてしまっているので，まず，クラウンを作るための顎間記録が必要になってくる．その場合，通常はクラウンの印象を採り，クラウン作製のための咬合床を作るという手順で行っていたが，回数がかかり，かつ不的確になりやすかった．

　そこで，コピーデンチャーを利用するのである．この方法であれば，クラウンと義歯の印象採得・咬合採得を同時に行うこともできる．

▶▶▶ 初診時の口腔内と旧義歯の状態

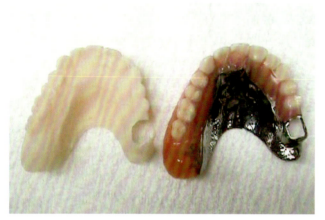
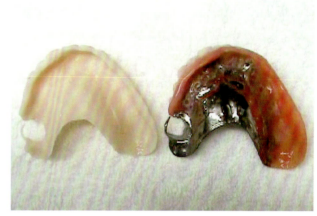

1・2 旧義歯とそのコピーデンチャー．治療用義歯として使用してもらう場合は歯冠色である白1色で作る．

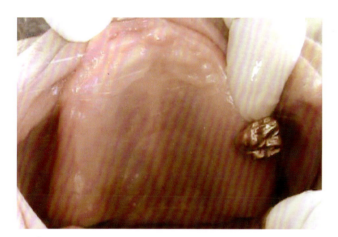
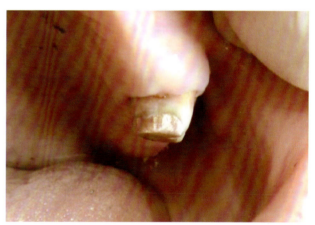

3 6┃のクラウンを作り直して鉤歯とする予定である．

4 クラウンを除去し，支台歯形態を修正する．

▶▶▶ コピーデンチャーを改造する

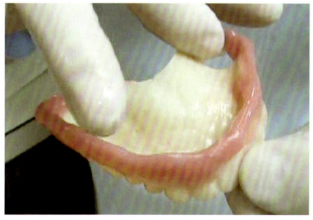
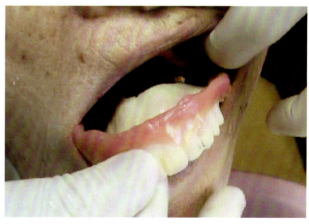

5 コピーデンチャーの床縁を修正する．

6 口腔内に入れる．

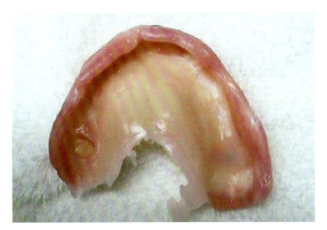

7 コーヌス風のコピーデンチャーができあがった．

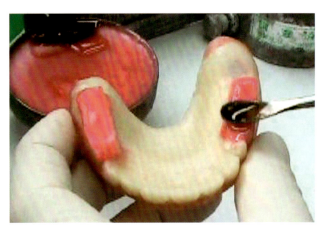

8 咬合高径を少し挙上するために，咬合面にパラフィンワックスをつける．

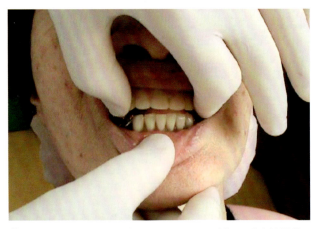

9 バイトを口腔内で確認する．ここで適切な垂直的顎位・水平的顎位を求めていくのだが，垂直的顎位に関してはこれといった科学的根拠がないことも事実である．

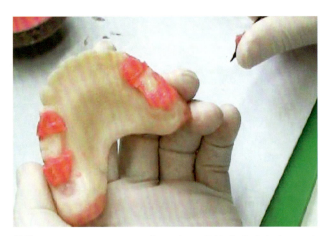

10 パラフィンワックスをレジンに置き換えるために，まずパラフィンワックスの真ん中を切り取る．

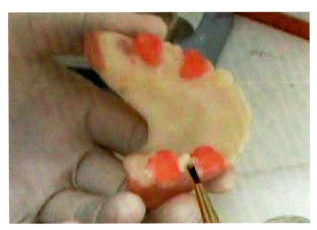

11 パラフィンワックスの高さまで即時重合レジンを筆積みする．

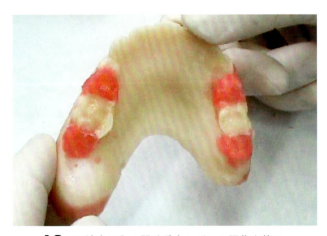

12 口腔内に入れ即時重合レジンの硬化を待つ．

第Ⅱ章　コピーデンチャーテクニックのバリエーション

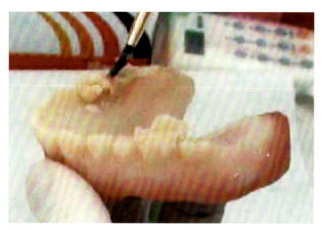

13　残りのパラフィンワックスを除去し，即時重合レジンを盛る．

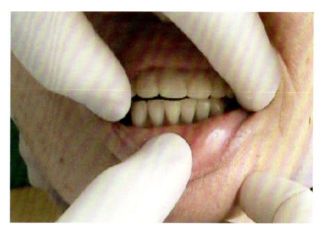

14　もう一度口腔内で咬合させ，レジンの硬化を待つ．

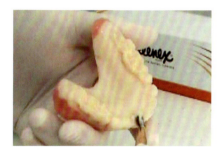

15　前歯舌面に即時重合レジンを盛って下顎前歯と接触させるようにする．

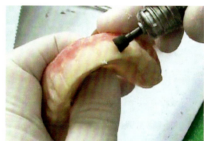

16　前歯唇面を形態修正する．

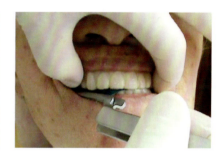

17　咬合調整を行う．側方運動中心の調整である．大まかでよい．

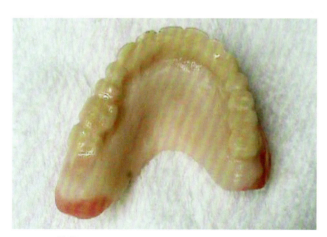

18　改造されたコピーデンチャー咬合面．

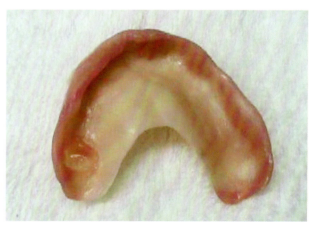

19　同粘膜面．

▶▶▶ コピーデンチャーのコピーデンチャーで印象採得・咬合採得する

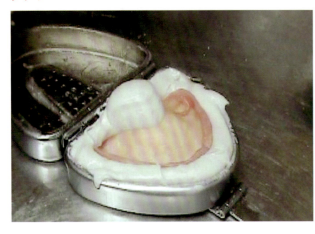

20 改造されたコピーデンチャーをしばらくの間使用してもらう．使用できるようであれば，改造したコピーデンチャーのコピーデンチャーをピンク色で作る．これが咬合堤つき個人トレーとなる．この症例では治療用義歯としてのコピーデンチャーを1カ月使用してもらった後，印象採得・咬合採得に移った．

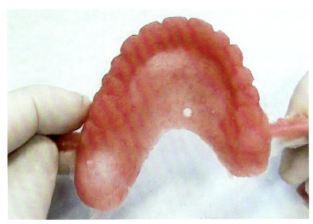

21 完成したコピーデンチャーのコピーデンチャー．

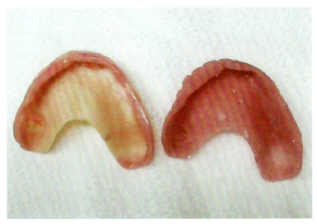

22 改造したコピーデンチャー（左）と咬合堤つき個人トレーとしてのコピーデンチャー（右）．

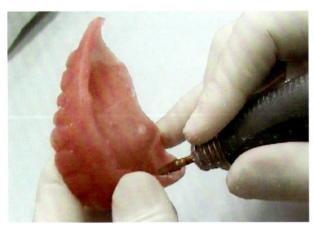

23 クラウン部に適度の厚みの印象材が入るように，支台歯部の内面を少し削合する．

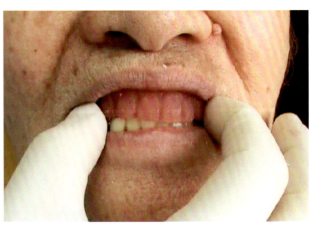

24 口腔内に試適する．

第Ⅱ章 コピーデンチャーテクニックのバリエーション

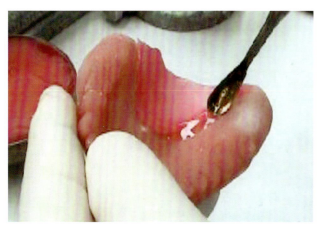
25 後縁部にパラフィンワックスをつける.

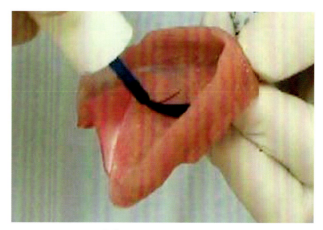
26 接着材を塗布する.

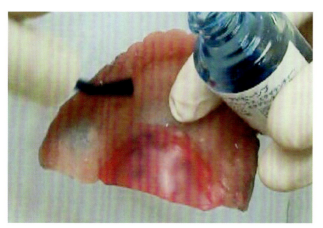
27 咬合面にも接着材を塗布する.

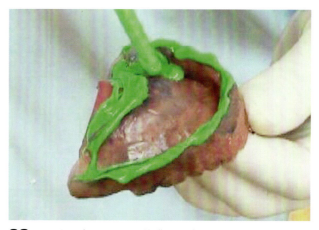
28 コピーデンチャーの粘膜面と咬合面にシリコーン印象材を塗りつける.

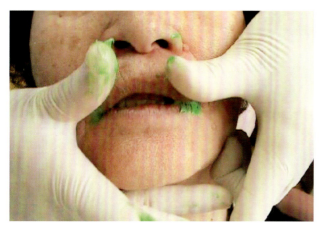
29 口腔内へ入れる.

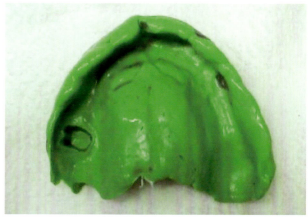
30 クラウンの印象と義歯の印象が同時に採得された.

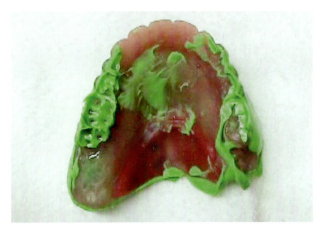

31 咬合採得も終わっている．

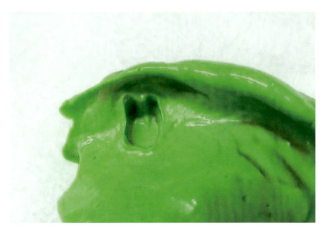

32 拡大したクラウン部．

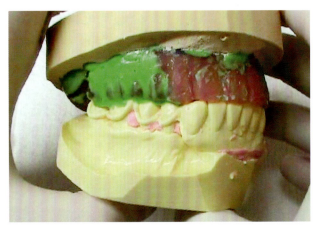

33 石膏が硬化したら対合歯と咬合させる．咬合面のシリコーンの圧痕が対合歯と精密に適合しているかを確認する．

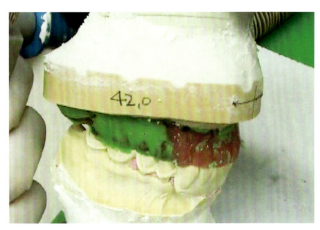

34 総義歯のときと同じように咬合器に付着し，咬合器のピンから上顎中切歯切縁までの距離を測定して，模型にその数値を書き込む（54頁参照）．

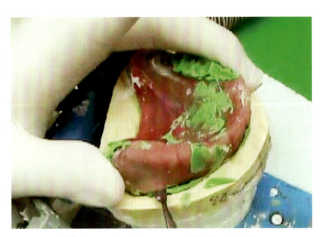

35 コピーデンチャーを模型から外す．

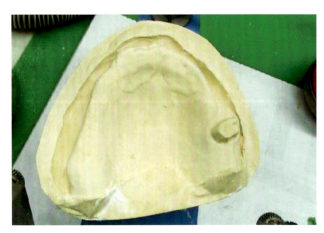

36 上顎の模型が完成．

第Ⅱ章　コピーデンチャーテクニックのバリエーション

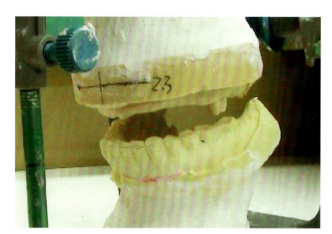

37 作業模型が咬合器に付着された．

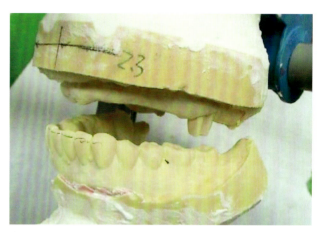

38 この症例では，上顎左側のクラウンを作製した後，そのまま模型上で上顎の金属床フレームを完成させ人工歯排列も行った．したがって，次回の来院時は金属床の適合具合のチェックと，前歯部人工歯排列状態のチェックを兼ねたワックスデンチャーの試適を行う．

コラム　デンスポットとフィットテスター

「デンスポット」は昭和薬品化工の製品，「フィットテスター」はトクヤマデンタルの製品である．私は，義歯粘膜面の適合状態をみるときにはデンスポットを，床縁の形態を確認するときにはフィットテスターを使用している．

デンスポットは黒い練板にペーストを出して付属のスポンジで義歯粘膜面に塗り，それを口腔内に入れチェックをするだけなので，とても簡便で扱いやすくわかりやすい．ただし，床縁の厚みであるとか，デンチャースペースを適切に満たしているかどうかというような立体的なものは判断できないので，そのときはホワイトシリコーンのフィットテスターを利用する．逆に義歯粘膜面の適合状態をみるには，ホワイトシリコーンよりデンスポットのほうがよい．

使用する材料それぞれの特長を適切に活かしながら調整すると，痛くなく外れない総義歯への道が近くなってくる．

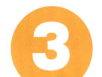

3 テンポラリーデンチャー

金属床パーシャルデンチャーを増歯修理するときのテンポラリーデンチャーとしてコピーデンチャーを使う

　コピーデンチャーは，パーシャルデンチャーのテンポラリーデンチャーとしても有効に活用できる．

　金属床パーシャルデンチャーを増歯修理するために，1週間ほど患者さんから義歯を預からなければならないことがある．大臼歯部2歯ほどの欠損であれば，その間，義歯なしで過ごしてもらうことも可能だが，両側臼歯部の欠損であったり，前歯に欠損があったりすると義歯なしでは都合が悪い．そうはいっても，その1週間のために印象を採り，咬合採得をして，維持装置をつけて重合し，テンポラリーデンチャーを完成させるのも大変である．そこで，コピーデンチャーを利用してテンポラリーデンチャーを作ることが有効になる．

　ここに提示した症例は，鉤歯であった$\overline{5\,4}$が要抜歯となり，新たに$\overline{3}$に維持装置をつけたものである．歯科技工所にて$\overline{5\,4}$に新しい人工歯をつけ，レーザー溶接で修理している．この作業に1週間かかるので，その間コピーデンチャーをテンポラリーデンチャーとして使ってもらった．

第Ⅱ章　コピーデンチャーテクニックのバリエーション

▶▶▶ コピーデンチャーを作る

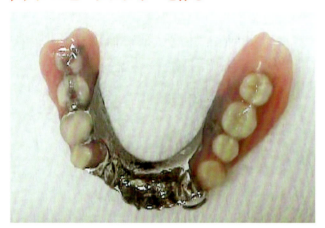

1　修理前の状態．54を抜歯して，とりあえず口腔内で直接増歯を行っている．

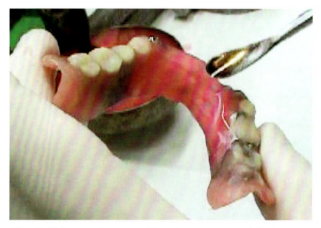

2　金属床と同じ厚みでは薄すぎるため，金属床部分にパラフィンワックスを1枚つける．

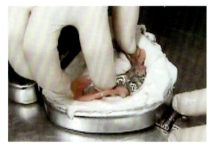

3　アルジネート印象材の中に押しつける．

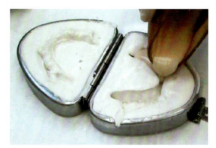

4　コピーデンチャー用レジンをアルジネート印象材の中に流し込む．

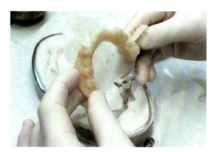

5　レジンが硬化したらシェルから取り出す．

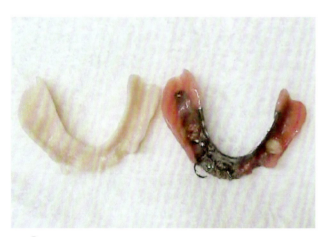

6　同じものが白いコピーデンチャーでできあがった．

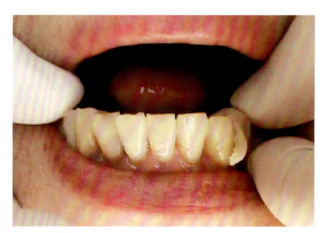

7　口腔内にコピーデンチャーを試適する．

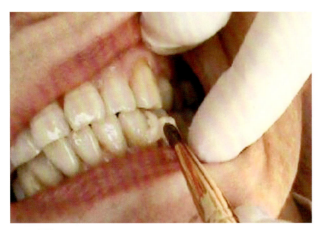

8 `3 クラスプ部を即時重合レジンで筆積みして補強する．

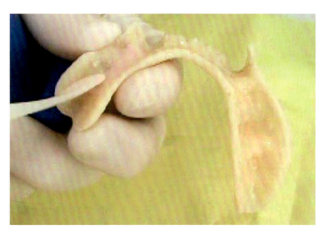

9 コピーデンチャーと残存歯の間には若干の隙間があるので，クラリベースファーストタイプでリベースするように粘膜面を修正する．

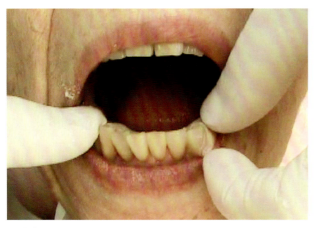

10 口腔内に入れ，硬化する前に何回も出し入れする．

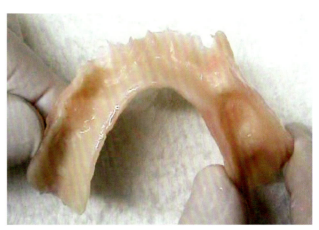

11 コピーデンチャーで作ったテンポラリーデンチャーが完成した．

▶▶▶ **増歯修理用の作業模型を作る**

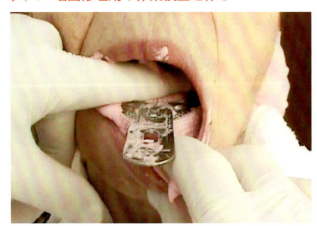

12 取り込み印象する．

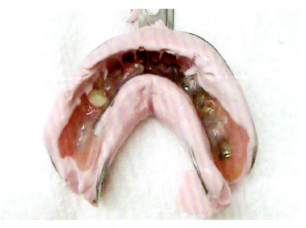

13 取り込み印象．

第Ⅱ章　コピーデンチャーテクニックのバリエーション

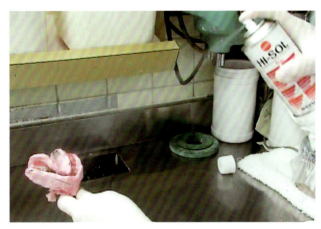

14 HI-SOL（松風）を粘膜面にかける.

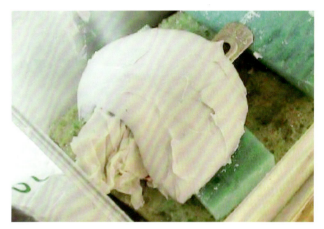

15 石膏を注入する.

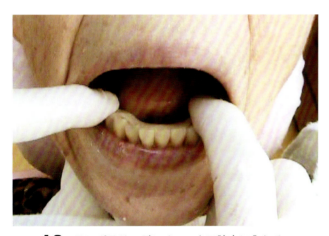

16 テンポラリーデンチャーを口腔内に入れる.

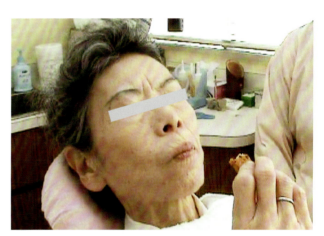

17 試食してもらう.

▶▶▶ **増歯修理を終えて完成した金属床**

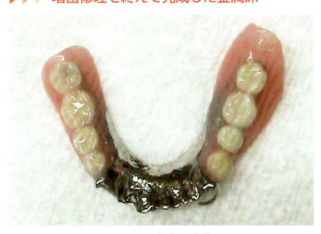

ここでレーザー溶接が行われている

18・19 1週間後. 増歯修理を終え, できあがってきた金属床.

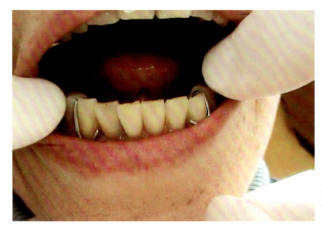

20 テンポラリーデンチャーを外し，修理した金属床を装着する．

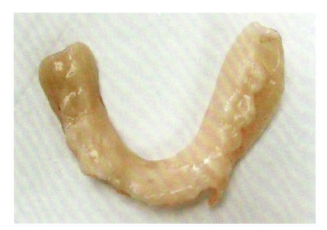 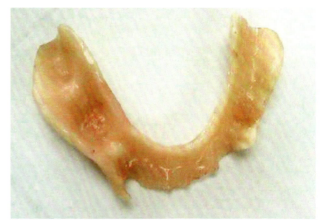

21・22 1週間使われていたコピーデンチャーは若干変色しているが，実はかなりの期間使っても破折したりすることはない．

コラム 最近リマウントをしなくなった理由（わけ）

　最近，ほとんどリマウントすることがなくなった．最近という表現よりも，本書で解説しているコピーデンチャーで印象採得・咬合採得をしていく方法で義歯を作るようになってから，リマウントをしなくなったのである．

　リマウントは，試適時の水平的顎位が咬合採得時と違っている場合，そして完成義歯を装着したら顎位が後退していて後方で咬んでしまう場合などに行う方法である．中心位のチェックバイトを採って咬合器に模型をつけ直し，咬合器上で排列を修正したり，咬合調整を行っていくが，最近はこれをほとんど行わなくなった．それは，コピーデンチャーを利用して印象採得と咬合採得を同時に行っているからではないか，と思っている．

　試適時に咬合が違っていたり，完成義歯を口腔内に入れたら咬合が全然違っていたという理由の多く

は，咬合床の不適合によるものではないかと思っている．上下の蝋堤または人工歯が排列されている蝋義歯を口腔内に試適して観察すると，咬合関係は適切で，「あー，よかった」と胸をなでおろして先に進むが，実は咬合床の適合が悪いために，咬合面は合っているものの咬合床が顎堤から浮いているのである．つまり，完成義歯になると床は顎堤にピッタリするため，咬合関係が先に確認したときとは違っている，ということが起こるのである．

　コピーデンチャーを咬合堤つき個人トレーとして印象採得・咬合採得をしていく方法であると，印象採得したものを咬合床にして，それに対して咬合採得を行っていくので，咬合床が浮いているということがない．それが，コピーデンチャーによる方法を行うようになってからリマウントをしなくなった理由ではないか，と思っている．

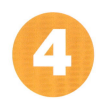

即日義歯
コピーデンチャーを利用して即日義歯を作る

　「前歯を抜歯したので今日はマスクをしてお帰りください」というのは，なるべく避けたいと思っている．また，臼歯部がからんでいると，審美的な問題ばかりでなく，嚙み合わせもなくなってしまうので，後に作る新義歯にも影響を及ぼすことになりかねない．あらかじめ模型上で抜歯する歯を削り落として即時義歯を作っておくという方法があるが，動揺が激しい場合には印象採得ができないこともある．

　そのようなとき，コピーデンチャーを利用すれば，抜歯したその日に義歯を入れることができる．

　ここに提示した症例は，前歯のブリッジが外れかかっているが，臼歯部に入っている義歯のクラスプにより何とか固定されている状態である．しかし，このブリッジを撤去してしまうと，臼歯部の義歯も維持できなくなってしまい，審美と咀嚼の両面に影響を及ぼすことになる．

　そこで，旧義歯の口蓋にパラフィンワックスをつけ，それをもとにコピーデンチャーを製作し，何とか即日に義歯を作ろうというものである．

▶▶▶ 術前の状態

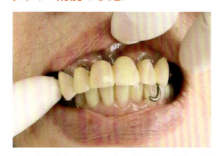
1 術前の状態. 1|1 欠損のブリッジがいまにも外れそうである.

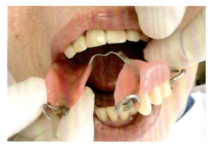
2 臼歯部には，左右の床をパラタルバーで連結したパーシャルデンチャーが入っている.

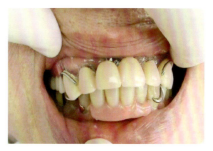
3 3|3 にかかっているワイヤークラスプにより，前歯のブリッジは固定されている.

▶▶▶ コピーデンチャーを作る

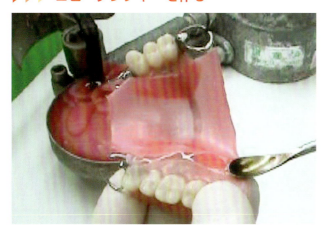
4 増歯改造しやすくするために，パーシャルデンチャーの口蓋部にパラフィンワックスをつける.

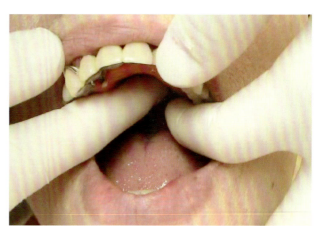
5 口蓋にパラフィンワックスを圧接する.

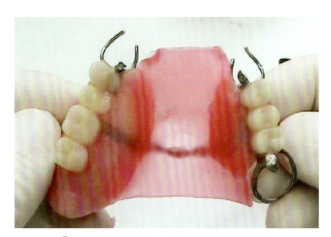
6 コピーデンチャーを作る準備ができた.

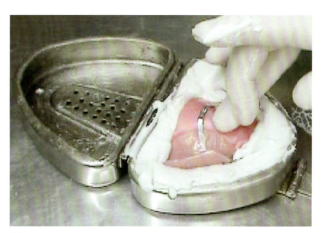
7 パラフィンワックスをつけた旧義歯をアルジネート印象材に押しつけて，コピーデンチャーを作る.

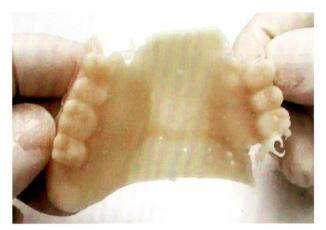

8 コピーデンチャーが完成した．

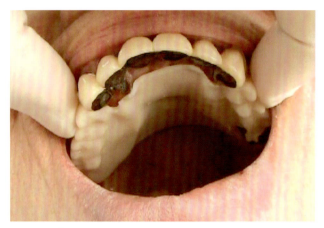

9 コピーデンチャーを口腔内に試適する．

▶▶▶ 抜歯をして前歯部を作る

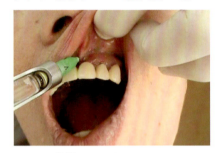

10 浸潤麻酔をする．

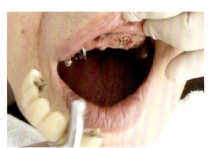

11 ブリッジを外す．

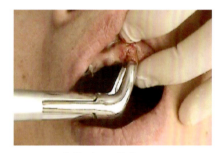

12 2| を抜歯する．

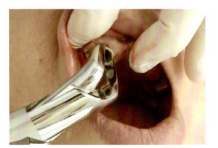

13 |2 を抜歯する．

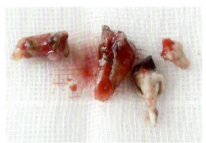

14 摘出した抜去歯．

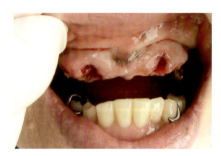

15 2|2 のみ抜歯し，3|3 は残してある．3|3 を抜歯してもよいが，抜歯を最少にして出血を少なくしたほうがコピーデンチャーの改造が行いやすい．

第Ⅱ章 コピーデンチャーテクニックのバリエーション 109

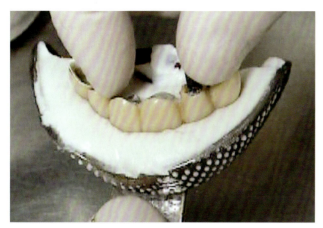

16 外したブリッジをアルジネート印象材に沈める．

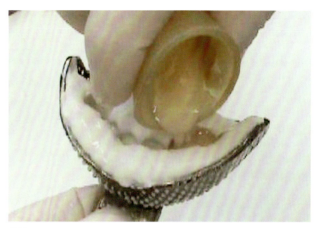

17 アルジネート印象材が硬化したらブリッジを取り出し，歯冠色のレジンであるユニファストⅢ（ジーシー）を流す．

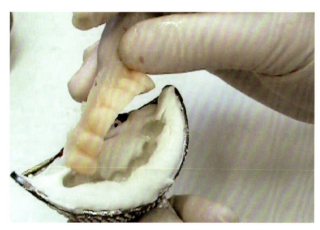

18 前歯部ができあがる．

▶▶▶ **前歯部とコピーデンチャーをつなげて即日義歯を作る**

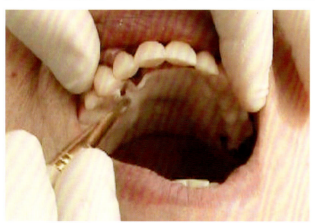

19 即時重合レジンで前歯部とコピーデンチャーをつなげる．

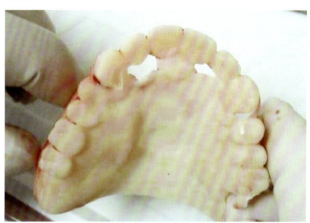

20 この時点では，コピーデンチャーと前歯部が2カ所くらいで連結されていればよい．

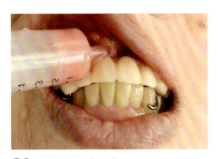

21 前歯部の床を作るために，唇側にペリモールドを入れる．

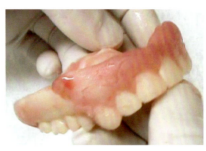

22 唇側の床ができる．

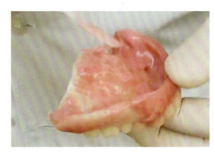

23 粘膜面にリライニング材としてクラリベースファーストタイプを入れる．

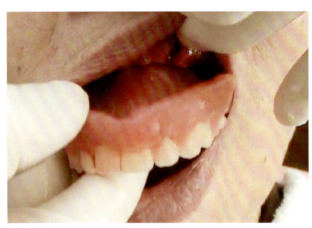

24 口腔内に入れる．

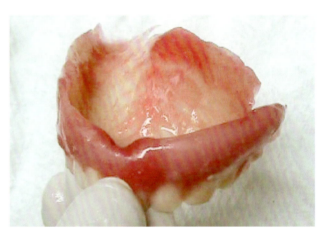

25 義歯の形態ができあがった．

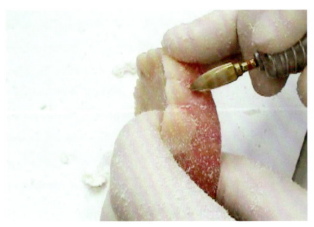

26 歯頸部を仕上げる．

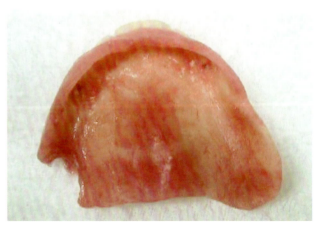

27 即日義歯が完成する．

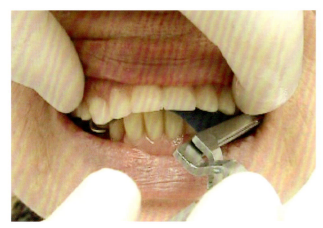

28 厚めの咬合紙を使い咬合をチェックする.

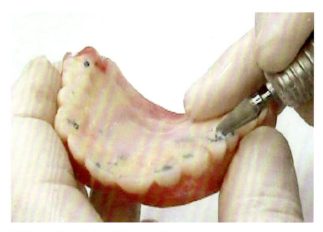

29 下顎の前方・側方への動きをスムーズなものにするために調整をする.

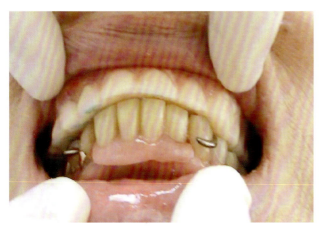

30 咬合調整の目的は, 前方運動・側方運動がスムーズにいくようにすること, そして上顎の義歯が外れないようにすることである.

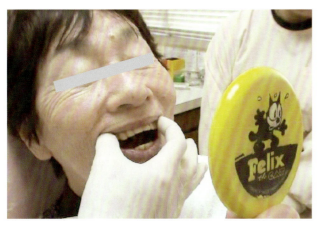

31 鏡をみて歯並びを確認してもらう.

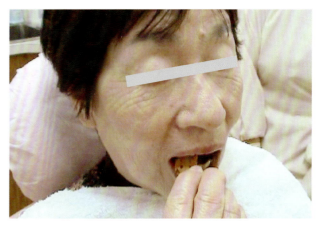

32 試食してもらう.

7つのステップをもっと理解するためのQ&A 第III章

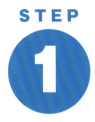

形を覚える Q&A

> **Essence（再掲）**
> ＜上顎＞
> ① 左右対称である
> ② 上顎結節が抱え込まれている
>
> ＜下顎＞
> ① 左右対称である
> ② 顎堤の吸収が激しくない症例では，下顎正中部の唇側床縁と舌小帯部の床縁の深さが同じである
> ③ レトロモラーパッドが床後縁部に取り込まれている
> ④ 臼歯部へいくに従って床が広がっている
> ⑤ 頰側床後縁部が横に広がっている
> ⑥ 舌側床縁がまっすぐに立っている
> ⑦ 頰側からみると，舌側床縁がみえる
> ⑧ 舌側床縁が舌小帯から最後縁部まで，咬合平面に平行でなだらかな線を描いている

Q1-1 「総義歯らしい形とは，左右対称になる」とのことですが，抜歯した時期の違いにより顎堤の吸収に差があり，明らかに左右・前後的に顎堤の形態が違う場合でもそうなるのでしょうか．

　私が大学を卒業して，父からはじめに教わった言葉は「入れ歯には入れ歯の形があるんだぞ」でした．総義歯には総義歯の形があります．印象ではそれを求めていくのです．粘膜の被圧縮度の違いを粘膜面に反映することも大切かもしれませんが，実際にはなかなか困難ですし，反映されているかどうかを確認する手立てもありません．そこで印象では，目にみえる義歯の形を作り上げていくことを主眼とするのです．

　その形の基本は左右対称です．地球上に存在するものは，地球の重力に対抗してバランスを保つために，左右対称の形をしています．自動車も飛行機もヘリコプターも船もコップも冷蔵庫も，みんな左右対称の形をしているのです．人間も左右対称の形をしています．正確に測ると左右の手の大きさが違ったり，目の大きさが違ったり，心臓は左側だけで肝臓は右側だけであったりしますが，でも左右対称です．身に着けるスーツが左右対称なよ

▶▶▶ 上顎義歯後縁部とアーライン

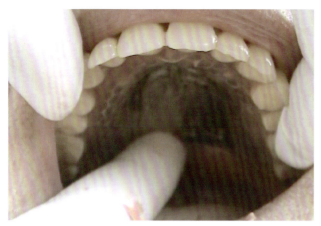

1 アーラインとは，「アー」と発生したときに粘膜が動く部分と動かない部分の境目である．「アー」と発生してもらいながら後縁部を指で探っても確認することができる．

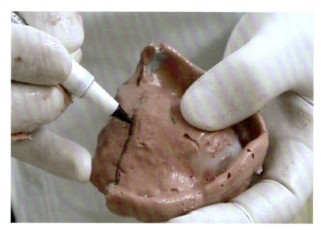

2 上顎の後縁部はアーラインにより設定するが，印象上では口蓋小窩の後ろを通り，左右のハミュラーノッチを結んだ線である．

うに，口腔内に装着する総義歯も左右対称になるのです．

では，顎堤の吸収が左右対称でない場合はどうなのでしょう．その吸収度合いを補うように厚みを変えて，外形が左右対称になるのです．顎堤の吸収が進んでいるからといって，その吸収度合いに沿って義歯の形を作ってはいけません．右側の顎堤の吸収が左側よりも進んでいる場合は，右側の義歯の厚みは左側より厚くなるのです．そして外形を左右対称にするのです．それが「デンチャースペースを回復する」ということなのです．

Q1-2 上顎総義歯では，かならず口蓋小窩を覆うべきでしょうか．上顎義歯床の後縁部を口蓋小窩を覆う位置まで設定すると，嘔吐反射を起こしたり，嚥下障害を訴えたりすることはありませんか．

　上顎総義歯を維持させるためには，後縁部を封鎖することが大切です．その後縁部は「アーライン」に設定します．患者さんに「アー」といってもらって，動かないところに後縁部を設定しますが，これが「アーライン」です（**1，2**）．これはほとんどの症例が口蓋小窩に一致しています．もし，チェックし損なって患者さんが帰ってしまったら，口蓋小窩に設定すればよいと思います．レジン床であれば，完成してから修正することも容易です．

　この部分に後縁部を設定して，患者さんに「気持ち悪い」といわれたら，よく説明をして，3日間様子をみてもらうようにします．3日間入れていれば，かならずといっていいほど慣れてきます．もしそれでも「短くしてくれ」といわれれば，短くすればよいのです．そして，短くし過ぎて落ちてくるようであれば，また長くすればよいのです．

　総義歯は取り外すことができるわけですから，その利点を大いに活用しながら調整していきます．

Q1-3 「下顎の舌側辺縁はＳ字状にカーブを描いている」ということですが，どのように印象を採ればそうなるのでしょうか．

私は，はじめに仙台の阿部晴彦先生から総義歯を教わりました．阿部先生は「村岡くん，粘膜をシースルーして顎骨をみるんだぞ」といいました．次に，横浜の加藤武彦先生に出会いました．加藤先生からは「骨体を採る」と教わりました．最近は「骨面を採る」といわれており，採れた印象をみせ，「どうだ，骨面印象が採れているだろ」などといっています．

私は，ちょっと俗っぽいのですが，「ボディコンにする」という表現がわかりやすいと思っています（**STEP ❸** 参照）．顎堤の吸収が進んでほとんどが可動粘膜になってしまっていると，一見真っ平らなようにみえますが，それを採るのではなく，粘膜がその下の顎堤に張り付いた形を採るのです．そして張り付いたようにしたまま折り返し地点までもっていくと，そこが義歯の辺縁になります．そうするとＳ字状のカーブの形ができあがります．クラウンのテンポラリーを作るとき，大体の外形ができた後で，もう一度中に軟らかいレジンを入れて適合させるとマージンができあがりますね．あの原理と同じなのです．

硬組織とは違ってそれが明確ではないため，慣れは必要です．ただ，下顎顎堤吸収が進んだ場合，レトロモラーパッドのところを覆うようにしないと，維持は求められません．

Q1-4 かなり小さい旧義歯に患者さんが慣れている場合，新義歯では床縁をどこまで延ばしたらよいでしょうか．特に下顎にこのような症例が多いのですが．

なかなか難しい問題ですが，私はそのような患者さんであっても“総義歯らしい形”に作ってしまいます．

小さい義歯に慣れている患者さんに対して，術者が理想と考えている形を求めたとき，「大きくて嫌だ」といわれてしまった経験は，誰もが持っているのではないでしょうか．実はそれは，大き過ぎるのです．

下顎の義歯が浮き上がってくるとき，辺縁が足りなくて封鎖されないのか，大き過ぎて外されてしまうのか，わからないことがありますが，その場合，大体は足りないところと長過ぎるところが混在していることが多いようです．個々の症例について文章では説明しきれませんが，いわゆる「大き過ぎず小さ過ぎない義歯の形」を知ることに尽きます．

しかし現に今，患者さんに「大き過ぎる」といわれて困っているのであれば，患者さんのいうところを削るしかありません．うまくできないのならば，まず“よく話を聞いてくれる術者”を演ずるのが先です．

Q1-5 顎舌骨筋線下の床縁は「何mmである」という目安があるのでしょうか．

「何mm」という目安はありませんが，舌小帯の位置は確定できますから，舌側の辺縁をそこから後方へ咬合面と平行に，レトロモラーパッドから真っ直ぐ下に降ろした線と

第Ⅲ章　7つのステップをもっと理解するためのQ&A　　117

▶▶▶ デンスポットによる当たっている部分の確認

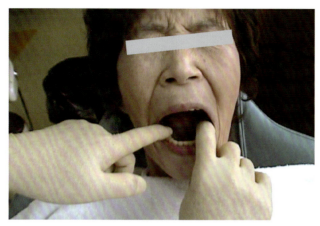

3　痛みを訴える辺りにデンスポットを塗布し，口腔内に圧接する．

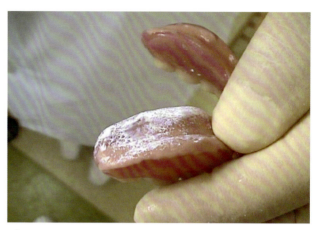

4　当たっている部分がわかるため，そこを削合する．この後，義歯を動かす原因になっている咬合関係がないかをよく診査する必要がある．

接するところまで延ばしていきます．これで自動的に舌側の床ができあがります．

Q1-6　顎舌骨筋線まで印象して作製した下顎義歯を患者さんに入れたところ，苦痛を訴えられ，さらに褥創性潰瘍が増大したため，結局床縁の短い義歯となりました．どこまでを限界として印象採得をすれば，義歯の維持が得られ，患者の違和感が解消されるのでしょうか．

　術者の右の人差し指で，患者さんの下顎顎堤の舌側の深さを探ってみましょう．
　ずーっと深く探っていくと，口腔底に触ります．それ以上ギュッと入れれば痛がります．痛がらないところ，いわゆる口腔底で指を止めます．そこまで深くすることができます．もちろん顎舌骨筋線は越えていますが，そこまで印象が採れるはずです．
　ご質問から察するに，義歯床縁が深過ぎることが原因ではないように思えます．褥創性潰瘍ができたり，痛がったりするのは，舌側の床縁が当たっているためではないでしょうか．また，咬合が悪いために義歯が動かされているのではないでしょうか．デンスポットで床縁の当たりを調べ，さらに義歯が動かされるような咬合状態になっていないかを調べてみてください．

Q1-7　レトロモラーパッドのところまで下顎床縁を延ばし，舌側，頬側の床縁も深く作製すると，安定はしますが患者さんから「当たって痛い」といわれてしまいます．どうしたらよいでしょうか．

　このご質問を「深過ぎてはいない．いわゆる"延ばせるところ"まで延ばしたのに……」という前提で答えさせていただきますが，ここはアンダーカットになりやすいところであり，咬合により義歯が動かされると一番当たりとなって痛みが出てくるところです．

▶▶▶ 下顎後縁部（レトロモラーパッド部）の設定

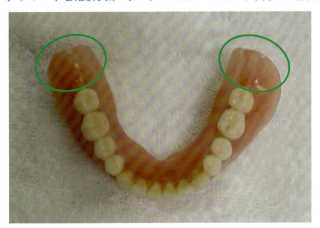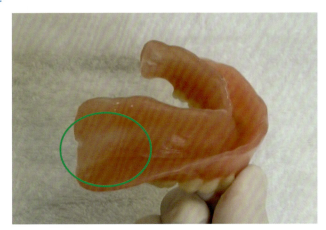

5・6 レトロモラーパッド部の床は，薄くしてもかまわない．

　まず，印象採得時の歪みや重合時の狂いによって強く当たっているところがないか，診査しなければなりません．それには，デンスポットを義歯粘膜面に塗布し，咬合面から指で義歯を強く押します（**3**）．少しゆすってもよいと思います．

　そして，当たっているところを削除します（**4**）．その状態で義歯を使用してもらい，それでも痛みが出るとすれば，咬合に問題があると考えられます．いわゆる"義歯が動かされて痛くなる"ということです．

　見た目で「何となく合っていそうだ」と思わず，よく咬合を診査することです．それが義歯による疼痛の発現を予防します．

Q1-8 下顎義歯床後縁部は，レトロモラーパッドをどのくらい覆ったらよいのでしょうか．

　私はレトロモラーパッドを全部覆ってしまいます．そのほうが吸着・安定があるように考えています．レトロモラーパッドを完全に覆うことで上顎床とぶつかるようであれば，まず上顎床をできるだけ薄くし，それでもぶつかるようであれば，レトロモラーパッドの部分を1/2～1/3の高さに短くすることもあります．そして，全部を削らないとぶつかってしまう場合は，咬合高径が低過ぎるのかもしれません．

Q1-9 レトロモーラパッドを覆う床の厚みは，薄くても大丈夫でしょうか．

　薄くてよいと思います（**5・6**）．

Q1-10 レトロモラーパッドを覆って下顎義歯床を作製すると，上顎義歯床とぶつかってしまうことがあります．このような場合はどうしたらよいのでしょうか．

　当たるようであれば，まずできる限り上顎義歯床の厚みを薄くしていきます（**7**）．

第Ⅲ章　7つのステップをもっと理解するためのQ&A

▶▶▶ レトロモラーパッド部の床が上顎床とぶつかる場合

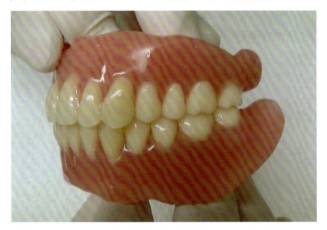 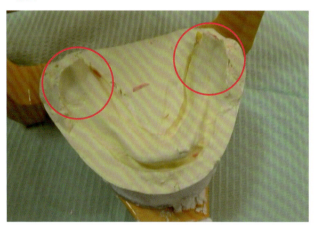

7 レトロモラーパッド部の床が上顎とぶつかるようであれば，できる限り上顎の床を薄くしていく．

8 印象はレトロモラーパッド部まで採れていなければならない．

　それでも当たるようであれば（前方運動時や側方運動時にぶつかることもありますし，距離が近くて頰を嚙んでしまう場合もあります），下顎義歯後縁部を短くしていくしかありません．しかし，後縁部をレトロモラーパッドの手前で止めてしまうと，義歯の安定が悪く，吸着にも影響が出るようです（**8**）．

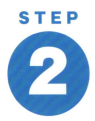

「お・や・ま」の法則を知る Q&A

> **Essence**（再掲）
> ① 「お」〜辺縁は粘膜の折り返し地点までいっていなければならない
> ② 「や」〜辺縁は粘膜の軟らかいところで終わっていなければならない
> ③ 「ま」〜辺縁は丸みを帯びていなければならない

Q2-1 まだ経験が浅いため，書籍やコースで紹介されているいろいろな総義歯製作法を試みているのですが，方法によって床縁の厚みに違いが出るように思います．床縁の長さと厚みとは，どのように考えればよいのでしょうか．

デンチャースペースという言葉があります．"もともとあった歯槽骨が失われ，もともとあった歯が失われてできたスペース（デンチャーで埋めるべきスペース）"ということですが，そのデンチャースペースに義歯を収めればよいわけで，失われた歯の部分を人工歯によって，失われた歯槽骨・歯肉粘膜の部分を床用レジンによって補うのです．

したがって，顎堤が吸収し，歯槽骨が多く失われていれば，それを補うために床は厚くなります．また吸収があまりなければ，床は薄くなってしまうということです．「この人のもともとの状態はどうだったんだろう」と考えるのが出発点です．

ただし，義歯の維持のためには，まったく吸収していない部分やわずかしか吸収していない部分に床をもってこなければならないこともあります．まったく吸収していない部分は口蓋部ですし，ほとんど吸収していないのに床が必要なのは，上顎結節の頬側部やレトロモラーパッドの舌側です．そのため，口蓋部をなるべく薄くするためには金属床が有効です．しかし，上顎結節の頬側やレトロモラーパッドの舌側は金属床というわけにはいきませんので，十分に注意しながら違和感がないように仕上げていきます．

Q2-2 下顎総義歯の印象採得で筋形成を行う際に，患者さんに舌を前に出して左右に動かしてもらっているのですが，そのためか臼歯部舌側床縁が短くなる傾向があります．この方法はよくないのでしょうか．また，患者さん自身に軟組織を動かさせないほうがよいでしょうか．

印象採得時に辺縁の形を作るときは，舌を突き出させないほうがよいと思います．舌を突き出させると，舌側床縁が短くなって，通常時の維持がとれなくなります．

私は左右の人差し指で三角形を作り，それを患者さんの舌で押させ，舌を出させないよ

▶▶▶ 下顎舌側辺縁の筋形成

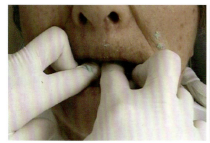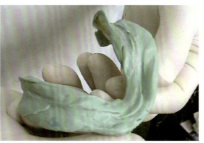

1・2 中指で浮き上がりを押さえ，左右の人差し指を三角形にし，舌の突出を押さえるようにして舌側の形態を作っていく．

▶▶▶ 総義歯の外形

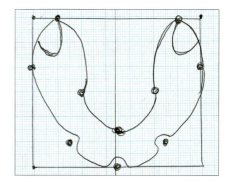

3 方眼紙に横7cm・縦6cmの枠を描き，そこに左右対称な点を打つ．その点をなだらかな曲線で結ぶと，総義歯の形になる．

うにして舌側の辺縁形態を作っていきます（**1・2**）．ただし，最後のウォッシュ印象のときは，舌を全部出させてもよいと思っています．

Q2-3 下顎前歯部舌側に旧義歯の不適合による骨の段差がある場合，新義歯の床縁位置は新たに印象して得られた辺縁まで設定してよいのでしょうか．それとも旧義歯の辺縁に合わせたほうがよいですか．

　下顎前歯部舌側にオトガイ棘がありますが，顎堤の吸収が進むとその部分が口腔底よりも高くなり，盛り上がったようにみえます．そこは義歯辺縁の中に取り込んでください．
　ご質問は，おそらく旧義歯の辺縁がその手前に設定されているためのものと思われます．もちろん，新しく印象した「この辺縁だ」というところへ設定します．
　しかしその前に，その段差が消えるような処置をしたほうがよいでしょう．もしそれが難しければ，義歯が完成してから粘膜面を削合するように調整しても大丈夫です．なにしろ総義歯は取り外しが自由ですから……．

Q2-4 下顎前歯部顎堤の吸収が大きな場合，唇側の床外形を決める目安となる解剖学的形態があれば教えてください．

　顎堤吸収が進んでいるか否かにかかわらず，総義歯の外形は基本的に同じです．**3**の図をみてください．これは船橋市で開業されている三輪晃裕先生から教わったものですが，顎堤吸収の度合いにかかわらず，この形になると思ってください．顎堤の吸収が進めば義歯は厚くなります．顎堤の吸収があまりなければ義歯は薄くなります．そして外形は同じなのです．それから，下顎臼歯部頰側の床縁は頰筋の走行の関係から頰側に長過ぎてしまうことがあるのですが，それは義歯を入れた頰を外側から触ることでわかります．頰を触って義歯を感じるようであれば，長過ぎるのです．義歯が外れる原因にもなります．

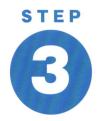

STEP 3 骨の形を採ること，外形線がないことを知る Q&A

> **Essence**（再掲）
> ① 骨面を採る
> ② 総義歯には外形線が不要である
> ③ 義歯らしい形が採れているかの判断が大切である

Q3-1 上顎義歯床後縁部からの空気の侵入を防ぐため，私は模型上でポストダムを彫っていますが，先生の印象の採り方を拝見するとポストダムは必要ないようにも思われますが，いかがでしょうか．

ポストダムを作る方法は3つあります．ひとつは，模型を彫る．もうひとつは採得された印象面に盛り上げて，もう一度印象を口腔内に戻す（1～7）．そしてもうひとつは，完成した義歯の粘膜面のポストダム部にレジンを盛る，という方法です．最後のやり方は，なるべくならやりたくないので，彫るか印象に付け足すかですが，金属床になったときに隙間が空いていると困るため，どうしても彫ってしまいます．

それからレジン床の場合は，義歯の重合で隙間が空きやすいために彫る場合もあります．印象時に付けてあれば大丈夫なんですが，ちょっと恐がっている感じですね．

Q3-2 骨吸収が激しい場合，小帯の付着部が歯槽頂近くにまで達していることがありますが，床外形設計時に配慮すべき点はありますか．

私は印象が採れたままに床外形を設定しているため，あまりそのことは考慮せずに義歯を完成してしまいます．小帯は義歯が完成してからフィットチェッカー，トクソーフィットテスターのような白色シリコーンの適合試験材を使用して動きを診査し，それに合わせて床を削合して調整していきます．

Q3-3 フラビーガムの印象において注意することについて教えてください．

フラビーガムこそは，コピーデンチャーの出番です．フラビーガムになっている人はかならず旧義歯を持っていますので，コピーデンチャーを作り，辺縁形態を整え，咬合調整をして，フラビーガムの部分をくりぬき，そのコピーデンチャーを咬合堤つき個人トレーとして印象採得・咬合採得を行います（8・9）．その時点で完成義歯の状態を予測できます．まさにフラビーガムの症例は，コピーデンチャーを利用する最大の適応症です．

▶▶▶ 印象によるポストダムの設定

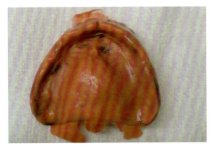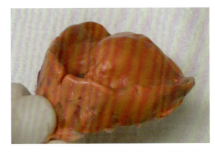

1・2　上顎後縁部はハミュラーノッチとハミュラーノッチを結び，口蓋小窩を含むようにする．

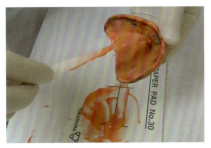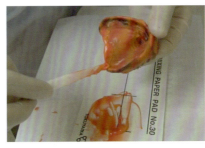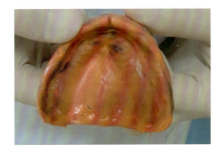

3〜5　印象が採得できたら，少量のシリコーン印象材を練和し，ポストダム部に塗布する．

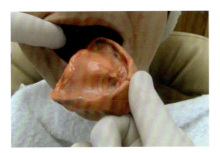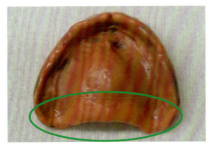

6　口腔内に挿入する．

7　ポストダムにより後縁封鎖が得られる．

▶▶▶ フラビーガムへの対応

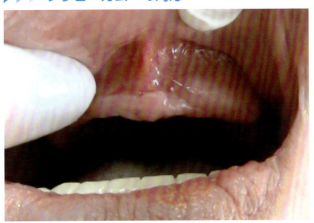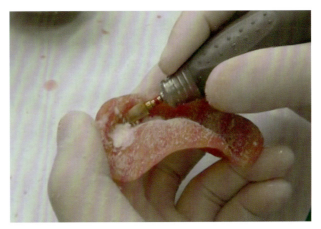

8　前歯部のフラビーガム．

9　フラビーガム部を削除し，他よりも空間を確保して印象を採得する．

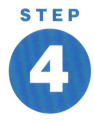

維持安定の原則を知る Q&A

> **Essence**（再掲）
> ① 上顎：上顎結節を抱え込んでいる床の部分を周囲組織が押さえている
> ② 下顎：レトロモラーパッドの周囲組織が義歯の浮き上がりを押さえている
> ③ 下顎：下顎舌側全体を舌が押さえている

Q4-1 顎堤が平坦で上顎義歯に吸着がない場合，何か対応法はありますか．

実は，下顎義歯の吸着よりも上顎義歯の吸着のほうが難しいのです．

もちろん，一般的には上顎義歯のほうが簡単に吸着を求めることができるのです．しかし，下顎義歯は仮に吸着がなくても引力によりその場所に収まっていることができるのに対し，上顎義歯で吸着がない場合は少しでも口を開くと落ちてしまい，どうにも収まりがつきません．そのため，咬合調整によって吸着を得る段階まで進めないのです．ですから，総義歯製作の上で一番難しいのは，"吸着のない上顎義歯"ということができます．

上顎の顎堤が平坦な場合は，唇頰側の辺縁に粘膜がからみつくような，それなりの丸みを持った形態になっていることが必要です．そして，上顎義歯を維持させる最大の決め手は，後縁部の封鎖です．上顎義歯床後縁部の設定はアーラインを基本としますが，その位置をよく確認し，まずはじめは「長過ぎて違和感があるのではないか」ということは気にせず，その封鎖を確実にすることです．もちろん，ポストダムも重要です．

そして最大の要点は，デンチャースペースをうまく回復できるか否かにかかっています．

Q4-2 顎堤がない場合，下顎総義歯はどのように維持するのでしょうか．

下顎総義歯は，人工歯が舌と頰に囲まれ，舌と頰に挟まれるように安定して外れないのだと思ってください．

したがって，特に顎堤のない場合は，吸着というよりも舌と頰に囲まれて維持・安定している状態を求めるものだと考えたほうがよいでしょう（1～4）．そして，粘膜面は粘膜が顎堤に貼り付いて，顎堤の形がくっきりとわかるような状態（私はこれを"ボディコンの状態"と呼んでいますが）にしてください（STEP❸ 参照）．辺縁は折り返し地点です．口腔粘膜が顎堤から頰粘膜に移行する，いわゆる折り返す部分，それが辺縁の位置です（STEP❷ 参照）．どのくらいの安定があればよいかといえば，下顎は1横指半ぐらいの開口で浮き上がらなければ，それでよいと思います．あとは咬合調整です．咬合のバラン

▶▶▶ 顎堤がない下顎総義歯の維持

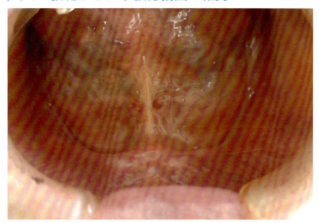

1　下顎顎堤の吸収が進んでいる．

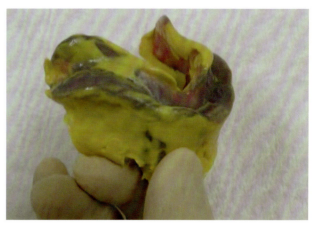

2　そのような症例でも，舌側床縁は咬合面と平行にする．

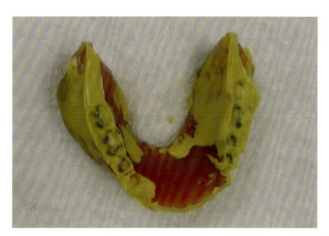

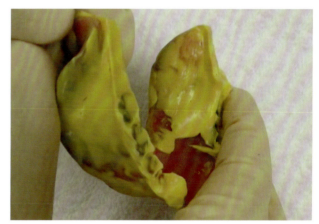

3・4　下顎総義歯の維持安定は，義歯床縁が頬筋と舌に押さえられて成り立っている．

▶▶▶ 吸収の度合いにかかわらず，印象も完成義歯も左右対称

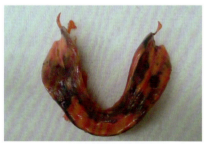
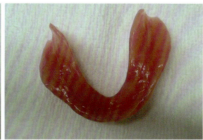

5・6　121頁の図3にあるように，総義歯は顎堤の吸収の度合いにかかわらず，印象も完成義歯も左右対称の同じ形をしている．

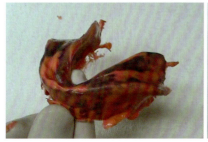
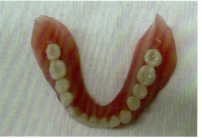

7・8　舌側床縁は咬合平面と平行になり，大臼歯部の人工歯は床の真ん中に排列されている．

スが悪いと，どんなにきれいな印象が採れていてもその義歯は外れてしまいます（**STEP ❺** 参照）．

極論すると，義歯は咬合面からみたときに，顎堤がないものも顎堤があるものも，同じ形をしているのです（**5〜8**）．上記のことを集約して，義歯のイメージを作ってみてください（**STEP ❶** 参照）．

Q4-3 下顎義歯の舌側床縁を延ばすと，吸着はよくなるのですが「舌のわきが擦れる」と患者さんにいわれます．何か対応法はありますか．

いままで床がなかったところに延ばすと，このようにいわれることがあります．

いままで入れていた義歯ではここまで床がなかったため，擦れるということが起こりやすいわけですが，それ以上に義歯床縁の角が舌に触って擦れてしまうことが多いのです．義歯を入れておき，指で触診し，引っ掛かる角がないかどうかを診査したほうがよいでしょう．少し引っ掛かる感じがしたら，そこは十分に丸め，引っ掛からないように移行的にしてあげてください．それで解決することが多いです．

Q4-4 頬棚がまったくない場合，支持をどこにもっていけばよいのでしょうか．

顎堤が吸収して，いわゆる支持域である外斜線部が舌側に向かって斜めになっている人がいます．これは片側性のことが結構多いようです．支持域である，すなわち局部床義歯でいうレストの役目をしている頬棚がない場合，私はレトロモラーパッドにその代役として支持をしてもらうのがよいと思っています．

Q4-5 頬棚が下顎義歯の支持域だとされていますが，先生の完成義歯の臼歯部排列位置は咬合圧・咀嚼圧が支持域で負担されず，頬棚より舌側寄りの部位で負担されていると思います．いかがでしょうか．

総義歯とは一塊のものですので，その支持域の真上に人工歯がこなくてもよいと考えています．人工歯の排列位置は頬棚の真上ではなく，どちらかといえば頬側辺縁と舌側辺縁の真ん中という感覚です．

Q4-6 旧義歯がレトロモラーパッドを覆っておらず，頬棚にも支持を求めていないために，新義歯でレトロモラーパッドを覆い，頬棚まで床縁を設定したところ，「邪魔だから削除して欲しい」といわれました．このような患者さんには，どう対応すればよいのでしょうか．

結果論からいえば，患者さんがそちらのほうがよいといえば，それに従うのが一番でしょう．入れるのは患者さんです．したがって，患者さんがその義歯に満足してくれなければ，

▶▶▶ レトロモラーパッドを覆っていない下顎義歯

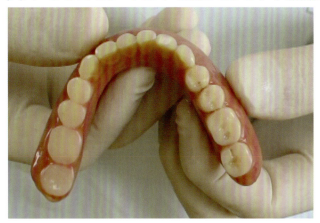
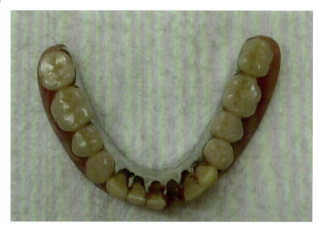

9・10 レトロモラーパッドが覆われていないために，人工歯の頬側と舌側に床がない．この形では周囲組織が床の浮き上がりを押さえることができない．

いかに理論通りに作ったとしても意味がありません．

しかし，レトロモラーパッドは義歯の安定のためには必要ですし（**9・10**），頬棚のところは下顎義歯の支持のために必要な部分です．頬棚を義歯床がしっかりと覆っていれば，より噛める義歯になると思います．そのためにこそ，一発勝負で義歯を作るのではなく，試行錯誤しながら，同時に慣れさせながらという意味で，そのような患者さんには治療用義歯が必要になってくるのかもしれません．

Q4-7 下顎に比べて上顎の歯列弓が小さく，さらに上唇圧が強い患者さんを治療しています．唇で義歯が押されるため，なるべく吸着をよくしたいのですが，どのようにすればよくなるのでしょうか．

上顎の歯列弓が小さいからといって，義歯自体を小さくして辺縁を薄くしてしまうと，維持が得られなくなります．

要は天然歯があったときの状態を，デンチャースペースを義歯で埋めることによって再現するのです．上顎の歯列弓は，顎堤が吸収してしまったために小さくなったと思われますから，そこは床の厚みで補います．デンチャースペースの考え方は，"以前歯があり，歯槽骨があったときの状態を人工歯と床用レジンで再現する" ということなのです．

そして，この厚みが再現できたら，後は後縁部の封鎖をしっかりとすることです．口唇圧の強い患者さんの場合，後縁部の封鎖が悪いと義歯は唇に押されて，後ろのほうへとストンと落ちるようにみえます．

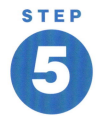

咬合を理解する Q&A

> **Essence**（再掲）
> ① 咬合平面は，カンペル平面と平行にする
> ② 垂直的顎位は，その人らしい顔を再現する
> ③ 水平的顎位は，はじめに術者が誘導して求め，さらに患者さんの自律的なタッピングでも再現性がある
> ④ リンガライズドにしてフルバランスにする

＜咬合平面についての Q&A＞

Q5-1 先生はカンペル平面を基準として咬合平面を決定していますが，上顎結節部の高さやレトロモラーパッド中央の高さなどの基準点に重点は置かないのでしょうか．

　カンペル平面を基準にしていますが，前歯部の位置が審美的に決まり，咬合高径が適正であれば，前歯部からカンペル平面に平行に線を引くと，その線の延長は自然にレトロモラーパッドの中点くらいにいきますので，それらを参考に総合的に決定しています．

Q5-2 咬合平面は，カンペル平面をそのまま再現するだけでよいのでしょうか．
　そうです．そしてそれが一番大切です．

＜垂直的顎位についての Q&A＞

Q5-3 咬合採得時，先生はどのような垂直的・水平的顎位の決定法を行っていますか．
　まず垂直的顎位，すなわち咬合高径の決定が優先です．垂直的顎位を決めて後に，水平的顎位を決定します．

　咬合高径には推定法はあっても決定法はない，と私は思います．推定するしかありません．一番よいのは天然歯から局部床義歯になり，そして総義歯へと咬合を崩すことなく移行させることかもしれませんが，現実には理想的な状態で移行してきません．とりあえず旧義歯を参考にすることです．

　旧義歯を入れた顔をよく観察します．違和感がなければ旧義歯の咬合高径をそのまま新義歯の咬合高径にすればよいでしょうし，低いと思ったら高くすればよいのです．その義歯が3〜4年使用されているものならば，まず高過ぎるということはないと思いますので，咬合面にワッテないしはコットンロールを置いて，顔つきの変化をみることです．「この

第Ⅲ章　7つのステップをもっと理解するためのQ&A　129

▶▶▶ **咬合高径の推定**

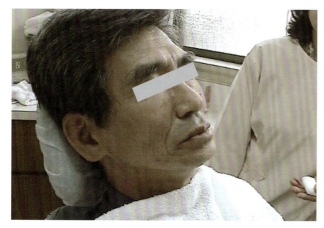

1　咬合高径は"その人の顔つき"で推定するしかない．この患者さんはやや低い印象を受ける．

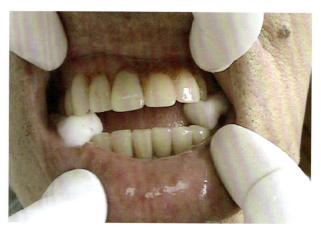

2　咬合面にコットンロールを置き，咬合高径を上げてみる．

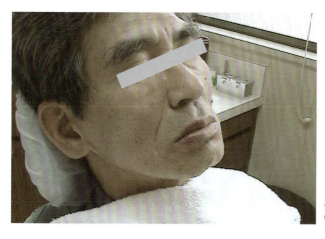

3　少しよい顔つきになったと思われるため，これでしばらく観察する．より正確に感じをつかみたければ，コットンロールの代わりにパラフィンワックスで高低を試行錯誤してもよい．

患者さんの顔はこんな顔だな」と思えること，それが一番適切な（決定法ではなくて）推定法だと私は思います（1〜3）．

　しかし，現在入れている状態にそれほど問題がなければ，基本的には咬合高径を上げることはしないほうがよいと思います．少なくとも，迷ったら旧義歯の高さを変えないほうがよいでしょう．迷うということは，"それでもいい"ということなのですから．

　旧義歯を持っていない場合は，私は"その人らしい顔つき"を勘で探っていきますが，「このぐらいかな」と思ったところから少し低くするのが無難なようです．その位置がおかしければ，次にまた義歯を作る機会に，その義歯を参考にして作っていけばよいのです．基準がないのですから，仕方のないことだと思います．

　また，水平的顎位（中心位）については，こちらが誘導してタッピングした位置で求めています．咬合高径を先に決めたら，楽な下顎の開閉運動を誘導し，静かに閉じていって先に決めた咬合高径で止まったところ，それが水平的顎位です．

▶▶▶ 上顎義歯粘膜面にワッテを入れて観察

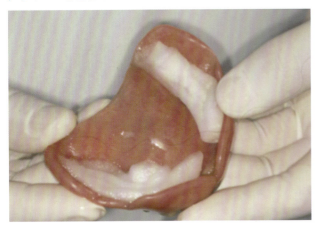

4 「歯がみえない」という訴えには，上顎義歯粘膜面にワッテを入れて観察することもある．

Q5-4 咬合高径を観察するときに旧義歯にワッテを入れるとよいとのことですが，ワッテを入れる位置はどこでしょうか．

臼歯部の咬合面だけに入れます．

ちなみに，リップサポートを観察するときには，前庭部に濡らしたワッテを入れますが，それは歌舞伎役者が表情を作るのに含み綿をするということからヒントを得ています．しかし最近は，咬合高径に関してはワッテではなく，コットンロールを置くことが多くなりました．また，上顎の人工歯がみえないような場合で審美の目安を付けるためには，義歯粘膜面にコットンロールを入れ，義歯を浮かせるようにして観察する場合もあります（4）．

Q5-5 何十年も低い咬合高径で過ごしてきており，顎関節症状がある患者さんの場合，咬合高径はどう設定すればよいでしょうか．

少し高くしながら様子をみていったほうがよいと思います．

それには，いままで使用していた義歯の咬合高径を少しずつ上げて様子をみるのが一番ですが，いつでも出発点へもどれるように旧義歯のコピーデンチャーを作り，それにスプリント的な役目を与えながら，咬合高径を上げたり下げたりと試行錯誤していくのがよいと思います．

＜水平的顎位についてのQ&A＞

Q5-6 総義歯は，どんな顎位で作ったらよいのでしょうか．

中心位です．それもリズミカルに下顎の楽な開閉口運動を誘導して得た位置です（5・6）．手順としては，先に咬合高径を決めてありますから，下顎の楽な開閉口運動をさせた後，閉じていくとかならず止まるところがあります．そこが上下顎義歯の咬頭嵌合位を作る場所です．

▶▶▶ 水平的顎位（中心位）への誘導

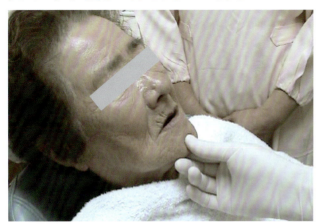 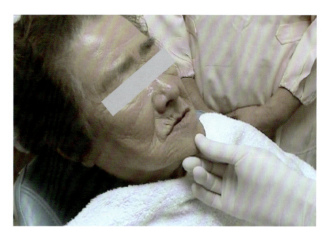

5・6 適切な水平的顎位（中心位）は，楽な下顎の開閉を誘導することで求められる．

「リズミカルに……」としましたが，私は講演などで中心位の誘導法をビデオで示すとき，バックにポール・アンカのヒット曲『DIANA』を流し，誘導のリズムを感じてもらっています．なかには，この誘導する位置を"DIANAの位置"と呼んでくださる方もおりますが，要は"（『DIANA』のリズムにのるような）下顎の楽な開閉口運動ができる位置で採得した顎位（中心位）"ということです．

Q5-7 ほとんどの人は咬頭嵌合位と中心位が合っていないといわれているのに，なぜ中心位で義歯を作るのでしょうか．

　有歯顎の場合，顎関節が安定した位置に合わせるようにして歯が萌出してくるわけではありませんので，咬頭嵌合位と中心位は一致しません．ですから，特段の症状がないのであれば，無理に一致させる必要もないと思います．

　しかし，総義歯のように歯が全部失われて無歯顎になった場合，"咬頭嵌合位を求める"といってもその基準がなくなっているわけですから，中心位で作るしかないのだと思います．それに総義歯の場合，不思議なことに中心位で咬頭嵌合位を与えると，その義歯がかなり安定するのです．逆のいい方をすれば，中心位と人工歯の咬頭嵌合位が合っていないと，義歯は安定しません．

Q5-8 中心位への誘導は，どのようになさっていますか．

　私が咬合を習った頃は，中心位は"リアモスト，アッパーモスト，ミドモスト"つまり"最後方，最上方，そして真ん中である"といわれていました．それが最近は，"前上方"というようにいわれるようになっています．

　しかしこの位置は，無歯顎では咬合床の安定が難しいために採りにくいのです．ですから私は，無歯顎で中心位を求めるときには，"真ん中"ということに意識を持って採った

ほうがよいと思っています．そして，タッピングを誘導して，静かに上下顎を合わせた位置を中心位とします．

新宿で開業されている染谷成一郎先生の著書の中に，「タッピングは中心位を求めるための臨床的手段である」という言葉があり，私もタッピングを誘導して中心位を求めることが一番臨床的だと思っています．もちろん，その"そっと合わせた位置"は，その患者さんにとって適切な咬合高径であることはいうまでもありません．

Q5-9 患者さんの下顎の開閉を楽に誘導するということですが，誘導できる人とできない人がいます．どうしたらうまく誘導できるようになるのでしょうか．また，誘導できない人にはどのように咬合採得をするのでしょうか．

これは熟練するしかありません．

しかし熟練といっても，そんなにたいしたことではありません．とりあえず無歯顎の患者さんが来院したら，義歯を外してもらい，すべての人に下顎の誘導をやってみることです．そうすることで，手慣れてかなり誘導できるようになります．

しかし，確かに動きが硬く，うまく誘導できない患者さんもいます．そのような患者さんは難症例です．本当の難症例とは，顎堤が平坦であることよりも，この顎位の誘導ができない人だと私は思います．嚙み合わせをどこで作ればよいのか，わからないわけですから．そのような場合は，それなりにその位置で義歯を作ることです．そして，旧義歯より維持・安定がしっかりした，研磨面の形のよい義歯ができてくると，段々と誘導できるようになります．そのときにその義歯を咬合調整していけばよいのです．

Q5-10 咬合採得のとき，私は立位，患者さんはチェアーを起こした状態で採得していますが，これでよいでしょうか．ほかにもよい方法があれば教えてください．

私も総義歯臨床を，患者座位，術者立位で行っていますが，中心位を求めにくい場合は，患者さんをリラックスしやすい水平位にもっていきます．

そして，水平位でリラックスして開閉口運動を誘導できるようになったら，また座位にもどって咬合採得を行います．最終的には，下顎の咬合床が安定しやすい患者座位で咬合を決めたほうがよいと思うからです．

Q5-11 中心位の採得は，座位でも水平位でも同じところになるとおっしゃっていましたが，水平位だと"ガクッ"と下顎が後退してしまう症例があります．その場合は，その位置で採得してよいのでしょうか．

座位だと動きの硬い患者さんもいます．そのような場合は，水平位にしてやりますが，最後は座位で決めてください（**7～9**）．

▶▶▶ 顎位を求めにくい場合の誘導法

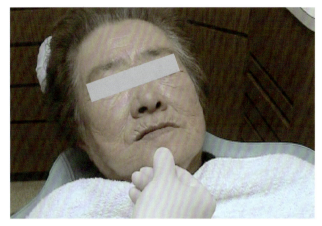
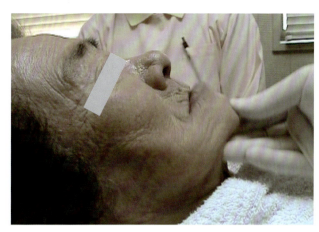

7・8 顎位を求めにくい場合は，水平位にして誘導する．

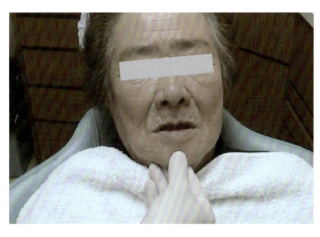

9 水平位にして求められれば，今度は起こしても同じように求めることができるようになる．最後は自律的にも求められる位置となる．

　水平位にすると回転運動が求めやすいためにそうするのですが，一度その回転運動の感じをつかむと，座位にしても回転運動が求められます．

　しかし，いずれの方法でも動きの硬い場合は，いままでの悪習慣や筋肉の抵抗などが考えられますので，それは難症例だといえると思います．極端にいえば，難症例とは顎堤の問題ではなく，この回転運動が楽に求められない場合と考えてよいのではないかと思っています．「ガクッ」と後退するのは，その位置が本来の正しい位置であることが多いものです．十分に診査してみてください．

Q5-12 中心位の誘導時，ヘッドレストに頭を付けさせるのでしょうか．ヘッドレストから頭を離していると，頭ごと動いてしまうような感じがするのですが．

　中心位への誘導は，ヘッドレストに頭を付けていなければできません．
　ときには術者の左の手のひらで患者さんの額を押さえて，ちゃんとヘッドレストに付いているかを確認します．

▶▶▶ 咬合床が安定しない場合の誘導法

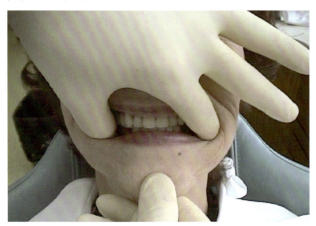

10 下顎顎堤が平坦で義歯の安定が難しい場合は，左手の指で下顎義歯の安定を図り，右手で誘導する．

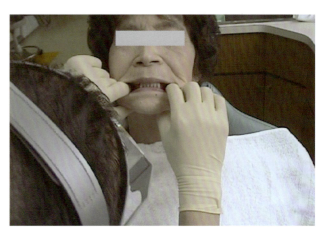

11 下顎第一大臼歯の頬側辺縁を押さえるようにして求めることもある．いろいろなやり方で試み，すべてが同じ位置を再現できるのが理想的である．

Q5-13 患者さんに「力を抜いて楽にしてください」といっても，逆に力が入って自然に動かすことができない場合，患者さんにどうアドバイスすればよいでしょうか．下顎の動きが硬いので，私が指で誘導しようとしても私の指先にも力が入ってしまい，力と力で押し合って，何だかうまくいっていない感じがしています．

　患者さんの水平的顎位を求めるための下顎の誘導法についてですが，患者さんは緊張して，手をしっかりと握っている場合があります．そのようなときは手をほどいてあげて，「肩の力を抜いて，楽にしてください」といいます．その後，患者自身に開閉させずに，術者の誘導のみで回転運動をさせます．

　患者さんの顎が硬い場合には，無理に誘導して力と力の押し合いになってはいけません．静かに，そーっと誘導するのです．動きが硬いときは水平位にしてください．それが患者さんの体を一番リラックスさせます．水平位にすると結構楽に動くことが多いので，寝かせて動くようになれば，そのまま起こして座位でも動くようになります．

　また当然，顎が動きにくく，硬い患者さんもいるわけですから，まずは何人もの患者さんに下顎の誘導を行ってみてください．これは理屈ではなく，慣れることが大事なのです．かならずできるようになります．術者自身が誘導に慣れ，それでも動きが硬い場合，それは難症例といえるでしょう．

Q5-14 下顎咬合床が安定しないときの咬合採得で，床を指で押さえながらもう一方の手で誘導させることはできますか．

　はじめは上下顎の義歯も咬合床も入れない状態で誘導します．このときは右手だけで誘導しますが，咬合床を入れたときは，ご質問のように左手で下顎の床を押さえながら，もう一方の手で誘導します（**10**）．また，ときには前方から両手で咬合床を挟むようにして

▶▶▶ リンガライズド・オクルージョン　　　▶▶▶ 側方運動時の調整

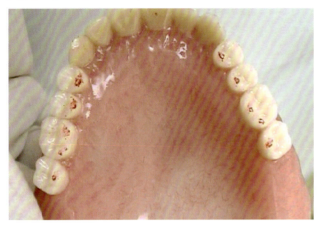
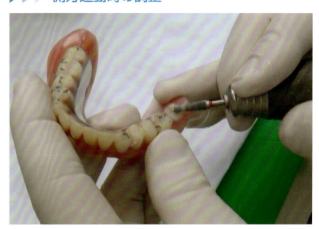

12 頬側咬頭の接触がない，リンガライズド・オクルージョンを確立することが大前提である．

13 側方運動時の動きをスムーズにするために，展開角を広げるように咬合調整していく．

誘導することもあります（**11**）．

Q5-15　首が起こせない（座位がとれない）患者さんの咬合採得で，何か工夫などがあれば教えてください．

　寝かせたまま咬合採得することです．なるべく真上を向いた状態で採得できればそれのほうがよいでしょう．

　ただし，横のままだと下顎咬合床の維持・安定が難しくなりますので，新ファストンのような義歯安定剤の助けを借りるのもよいことだと思います．

＜どのような咬合を与えるかについての Q&A＞

Q5-16　リンガライズド・オクルージョンの簡単な排列法を，側方ガイドも含めて教えてください．

　リンガライズド・オクルージョンですから，上顎臼歯の舌側咬頭が下顎臼歯の窩に接触しているということだけです．頬側咬頭は接触させないようにします．

　側方運動時には，下顎がスムーズに動く，そのときに上顎義歯が動かされない，そういった咬合形態に咬合調整により仕上げていきます．頬側咬頭を接触させないのも，側方運動時に上顎義歯が動かされることがないためです．

　しかし一番重要なのは，中心位における全体の均等なバランスです．中心位では，理想的には片側臼歯部5点，両側で10点の接触を目指すのですが，仮に片側5点未満でも，全体のバランスがとれていればよいと思います（**12**）．

Q5-17 症例によってリンガライズド・オクルージョン以外の排列を行うことはありますか．

　上下顎人工歯をリンガライズド・オクルージョンの接触関係にして，側方運動では両側性平衡咬合といいますか，いわゆるフルバランスのようにします．犬歯誘導にならないように，臼歯部頬側咬頭が接触しないように，そして側方運動時に下顎の咬頭展開角を広げるように，すなわち側方運動を邪魔している壁を取り去るようにしていきます（**13**）．

Q5-18 リンガライズド・オクルージョンは上下顎歯槽堤の大きさが極端に違う症例には排列できない，と思いますがいかがでしょうか．

　そうでしょうか．私は全症例をリンガライズド・オクルージョンで排列しています．

　私の排列の基本は，常に下顎の頬舌的位置です．したがって，上顎は顎堤の大きさや形状に関係なく，その下顎の臼歯に対して排列しているため，咬合を変えることがないのです．そして，求めているのは，その患者さんの天然歯が萌出していたときの状態です．

Q5-19 総義歯に移行する前に片側だけ歯が残っていた場合やすれ違い咬合だった場合，どのように排列すればよいでしょうか．また，正面からみたときに切歯が左右にずれながら開閉運動する場合，どんな人工歯を選択したらよいでしょうか．

　結論からいえば，義歯に与える咬合はすべてリンガライズド・オクルージョンで排列しています．そして，リンガライズド・オクルージョンは中心位で上下顎義歯が静止したときに与える咬合ですので，開閉運動がたとえば右にずれている場合は右側が噛み癖側だと考えられますので，そちら側の偏心運動時に咬頭干渉が起こらないように咬合調整します．総義歯に移行する前に右側だけが残った場合は，右側を特に注意深く，側方運動の調整を行います．すれ違い咬合の場合や骨隆起が存在する場合は，リンガライズド・オクルージョンに関する注意よりも，咬合平面に対する注意が大切になるのではないでしょうか．

　また，使用する人工歯は現在すべて硬質レジン歯です．通常の硬質レジン歯の下顎の咬合面の展開角を広げるように調整しながら，適切な咬合関係を与えるようにしています．

Q5-20 リンガライズド・オクルージョンで排列した患者さんから「噛みにくい」といわれてしまいました．何がいけなかったのでしょうか．

　自分の臨床経験からですが，私は全症例をリンガライズド・オクルージョンで排列して咬合調整を行っていますが，いままで「噛みにくい」といわれたことはありません．

　ただ，以前はリンガライズド・オクルージョンを意識し過ぎて，上顎の咬頭がとんがり過ぎていた傾向がありました．最近は，上顎の機能咬頭頂に丸みを付けて，下顎と当たる面積を増やすようにしています．

▶▶▶ リマウントによる咬合調整

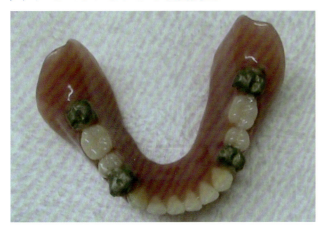

14 私はアルーワックスを使用し，リマウント時の咬合採得を行っている．

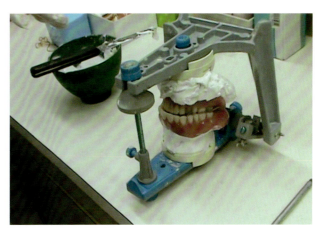

15 完成義歯に咬合のズレを感じたときは，リマウントしたほうが適確である．

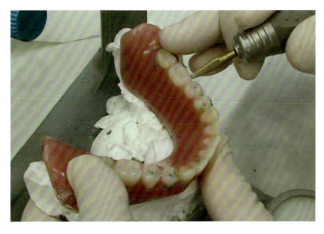

16 咬合器上であれば，左右の当たりの誤差の修正も容易である．

　最近，ある講演会で患者実技を行う機会がありました．15〜20人の先生方の前で実際の患者さんの義歯を作っていくものですが，モデルとなる患者さんを連れてこられた先生から「この患者さんの義歯をリンガライズド・オクルージョンで作ったのですが，よく噛めないといわれるんです」といわれました．そこでその患者さんが使用している義歯を調べてみると，リンガライズド・オクルージョンが原因なのではなく，中心位が合っていないことが原因でした．

　ご質問のような場合も，リンガライズド・オクルージョンが原因だと考える前に，まずリマウントをしてみることです（14〜16）．結構違っているものです．

Q5-21　「頰側の粘膜を噛みやすい」と患者さんが訴える場合，どう修正すれば噛まなくなるでしょうか．"上下顎人工歯の頰舌的な差を大きくすればよい"という先生もいるのですが，それでよいのでしょうか．

　頰粘膜を噛む最大の原因は，臼歯部人工歯のオーバーバイト，オーバージェットに関係

があります.

　この場合，上下顎臼歯部の頬側咬頭で頬を噛んでいないか，よく診査する必要があります．こういう面からも，リンガライズド・オクルージョンであれば，頬を噛むことが少なくなります．また，長い間欠損のままになって義歯が入っていないところへ義歯を入れると，初めのうちは頬を噛むことがあります．これは時間とともに解決しますから，調整にならないような調整を繰り返しながら時間が経過するのを待ちます.

　そしてもうひとつ，上下顎義歯床の後縁部が近過ぎて頬を噛むことがあります．この場合は，あまり後縁部を短くしないように気を付けながら，下顎義歯床の後縁部を短くします．このほか，人工歯の角が尖っていると頬粘膜を噛みやすいですから，咬合調整をした後は人工歯の角を適度に丸めておくことも必要です.

Q5-22　総義歯の咬合様式には種々ありますが，咀嚼時は食物が介存しているために人工歯同士が接触する時間はきわめて少ないと思います．さまざまな咬合様式は，どのような役割を果たしているのでしょうか.

　確かに食物が入れば歯の接触はありません．しかし総義歯に限らず，嚥下時，空口時の歯（人工歯）同士の接触が一番大切なのです．そのためだけにさまざまな咬合様式を与えている，といっても過言ではありません.

　なぜ，空口時の接触が一番大事なのかといえば，ものを食べるときは目でみて唇で感じた食物の硬さを無意識のうちに感知して，それに合わせてコントロールしながら咀嚼することができます．しかし，ご飯の中に石が入っていたりした場合，そのつもりではないところに思わぬ障害があり，ガリッとやって歯が欠けたりします．空口時の噛み合わせの不調は，軟らかい食物の中に石が入っていた状態に似ているかもしれません．思いっきり早期接触の部位をガリッとやってしまうのです．そのために義歯は動き，痛くなったり外れたりしてしまうのです．ものを食べるときは痛ければそれ以上無理をしませんし，外れるところでは噛まないのです．ですから空口時のバランスが大事なのです.

＜咬合調整についての Q&A ＞

Q5-23　咬合調整はどのような手順で行えばよいでしょうか．効率的に行うポイントなどがありましたら教えてください.

　咬合調整には削る順序というものがありません．その義歯によって当たり方が違うためです．しかし，ゴールはあります．そのゴールに向かって咬合調整していけばよいわけです．咬合調整のゴールとは，

① 　リンガライズド・オクルージョンを確立する

② 　両側性平衡をとる

▶▶▶ 上顎舌側咬頭の動きを邪魔する壁を取り除く

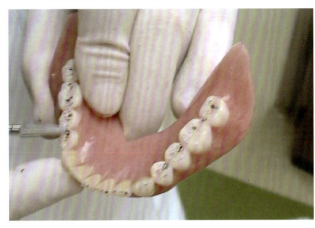

17 横へのスムーズな動きを邪魔している壁を取り去るように調整していく．

③ 上顎が動かされない
④ 下顎がスムーズに動く
⑤ 吸着がよくなる
⑥ 患者さんからのよい反応が得られる
⑦ 問題なく試食できる

などですが，そこへ到達するための手段として，第二大臼歯の調整と前歯の調整に十分な注意を払う必要があります．

側方運動時には，上顎義歯が動かされない状態で下顎がスムーズに動くように調整していきます．そして，作業側も平衡側も接触するように両側性平衡をとるようにします．

Q5-24 咬合調整時，患者さんのチューイングサイクルに合わせて咬合面形態を作るのでしょうか．

私はチューイングサイクルに合わせて咬合面形態を作っていくことはいたしません．

フルバランスド・オクルージョンでは全体が均等に接触するように調整していたと思いますが，リンガライズド・オクルージョンでは上顎舌側咬頭の動きを邪魔する壁を取り去るように（下顎臼歯部の展開角を広げるように）調整していきます（**17**）．

総義歯の調整とは咀嚼している状態を調整するのではなく，空口時の状態を調整するのです．空口時の調整を的確に行うと不思議なことに義歯が安定し，咀嚼にも問題がなくなることを私は多く経験しています．

Q5-25 義歯の咬合調整をする際，先生はどんなバーを使用しているのでしょうか．

㈱ジーシーの技工用カーバイドバー 87MF023 と 89GX040 を使用しています．

87MF023 は中心位の調整，すなわちカチカチカチというタッピングで窩を深くする時に使います．89GX040 は側方運動時の調整，すなわちガリガリガリという中心位で窩が

▶▶▶ 口腔内での中心位の調整

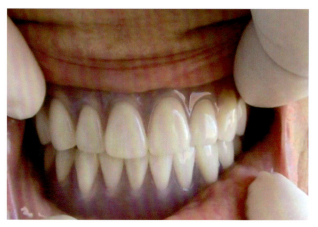

18 口腔内での調整の場合，中心位は「カチカチ」というタッピング時の軽快な音が得られることで確認するのがよい．

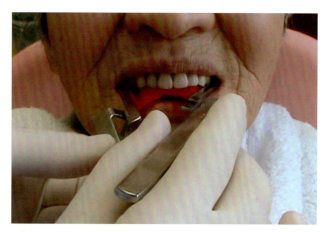

19 中心位の調整は，両側同時に咬合紙を嚙ませて行う．

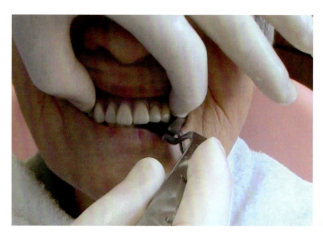

20 側方運動は，横のスムーズな動きを得るようにする．

深くなっているために側方運動を阻害するようになった壁を落とし，咬合面の展開角を広げるときに使います．

Q5-26 リマウント時はともかく，咬合調整のために口腔内で直接咬合を診査するとき，粘膜の被圧変位によって義歯が動き，咬合紙では正しく咬頭接触が印記されないように思うのですが，いかがでしょうか．

　確かに，リマウントをして咬合調整するのが一番確実です．しかし，最終的には口腔内で調整しなければなりません（**18〜20**）．

　口腔内では粘膜の被圧変位があるとのことですが，その変位した状態をも調整する必要があるわけです．沈下や前後左右の動きなど，そういったものも取り込みながら調整していくのがよいと思います．

Q5-27　咬合様式についてお尋ねします．①上下顎とも総義歯の場合，②上下顎どちらかが天然歯の場合，③上下顎どちらかが天然歯だがそれを自由に補綴できる場合，上記それぞれにおける咬合の与え方，咬合調整のポイントなどを教えてください．

　①，②，③ともに，私は総義歯の維持・安定を最優先に考えますので，すべてリンガライズド・オクルージョンにしています．

　「リンガライズド・オクルージョンは，中心位における静止状態の咬合についていっているものだ」という考え方もありますが，側方運動時の接触のあり方も，リンガライズド・オクルージョンの場合はフルバランスド・オクルージョンとは少し違っていると思っています．その定義は別にして，私は側方運動時にも頬側咬頭が接触しないように，そして義歯がゆらされないように咬合調整をしていきます．咬合調整のゴールは調整前よりも吸着がよくなることですが，中心位におけるタッピングでは左右均等に接触して義歯がガタつかないように，そして側方運動時はスムーズな動きを求めるようにします．咬合調整のポイントは，前歯を当てない，最後臼歯の側方運動は逃がす，ということです．

　また，義歯を作る上で一番大切なのは咬合平面のあり方です．咬合平面が整っていなければ，側方運動の調整がうまくできないために，義歯が安定しないのです．したがって天然歯を自由に補綴できる場合の一番のポイントは，適正な咬合平面のあり方を阻害している挺出歯などを処理することだと思います．

＜咬合全般に関する Q&A ＞

Q5-28　上顎全体がフラビーガムの場合，水平的顎位の決定はやはり術者が誘導する中心位でよいのでしょうか．

　もちろん術者が誘導する中心位です．水平的顎位はこれ以外にはありません．ただ，フラビーガムの場合は顎堤がコンニャク状なため，床の安定を求めるのが難しいのです．この場合は，なるべく上顎義歯を臼歯部顎堤に押さえ付けるような感じにしておき，それに対して咬合採得を行っていきます．

Q5-29　咬合採得にあたり，下顎がどうしても前方位を採る傾向がある患者さんの正しい下顎位の採り方を教えてください．

　まず，咬合床の維持・安定を図ることが大切です．床の維持・安定が悪いために前方位を採ることも往々にしてあることです．その後は，術者が誘導する中心位の採得です．もし難しいようであれば，患者さんを水平位にしてください．そして中心位を求め，さらに起こしてからも求めてください．水平位のときと同じ位置が採れるはずです．それが総義歯にあるべき下顎位です．この位置は再現性のある位置です．別のいい方をするならば，何回やっても同じところにいく位置なのです．

▶▶▶ 咬合高径は顔貌を参考に判断する

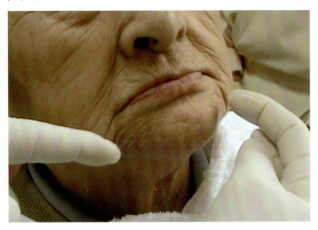

21 咬合高径は顔貌を参考に求めていくのが私のやり方である．この患者さんでは，上唇がみえてない，口角が下がっているなど，明らかに低い兆候がみられる．

ただ，注意しなければならないのは，咬合高径が低いと前方位になりやすいので，咬合高径が適正かを診査することも大切です（**21**）．

Q5-30 下顎義歯の吸着が得られない場合，下顎前歯部・小臼歯部の唇頬舌的な排列位置はどのようにすればよいでしょうか．

まず前提条件として，義歯の床縁形態がある程度形作られていることが大切です．そして，下顎人工歯の排列位置はパウンドラインを基準に考えます．これは，本来天然歯があった位置を再現するのだと考えてください．

下顎義歯の吸着が得られないということですが，顎堤がかなり吸収している場合などは吸着が難しいことがあります．吸着というよりも，舌と頬に囲まれて維持・安定しているという感覚です（**STEP ❹** 参照）．したがって，ちょうどよい人工歯の排列位置，そして舌がのる，頬がのる研磨面の形態も必要です．

Q5-31 磨耗した天然歯の対合総義歯（上顎でも下顎でも）の人工歯の咬合面形態はどのようにすればよいでしょうか．

これは大変難しい質問で，これに対する正式な答えは「まず，天然歯の咬合面を修復し，きちんとした咬合面と咬合面形態を与え，それに対して総義歯を作りなさい」ということになるでしょう．これをせずに磨耗した対合歯に対していくら一生懸命総義歯を作っても，うまくいくわけがないからです．

いわゆる大家・名人といわれる人は「そうでなければ私には総義歯を作れません」といえる人なのかもしれません．ですから，"名人"の作った総義歯はいつもうまく収まるのでしょう．ところが私たちは，いまの状態で何とかしようと考え，その磨耗した天然歯に対して総義歯を作るのですから，結局はうまくいかず，「あそこは上手じゃない」といわ

れてしまうのです．名人・大家といわれる人は，うまくいくようにしてから義歯を入れるので，いつも名人なのです．

では，われわれ凡人が患者さんの希望を聞き入れて天然歯に手を付けずに行う場合は，どのような咬合を与えればよいのでしょうか．私は，中心咬合位はリンガライズド・オクルージョンを与え，側方運動時は両側性にバランスさせるのがよいと思います．なぜリンガライズド・オクルージョンかといえば，中心位の調整が簡単だからです．それでも咬合がうまく収まらないとすれば，やはり天然歯を修復するしかありません．

Q5-32 以前，完成義歯を装着したとき「サシスセソの発音がしにくい」といわれたことがあります．このようなことをいわれないためには，人工歯をどのように排列すればよいでしょうか．

これは前歯部の排列や床の厚み，そして臼歯部舌側の床の厚みが関係していると思います．時間やお金を考慮しないのならば，治療用義歯でいろいろと排列を変えながら，よい位置を求めるしかありません．治療用義歯を使わないならば，上顎前歯部の排列だけでも直接口腔内で患者さんに発音させながら行ったほうがよいでしょう．

また，デンタルアーチの狭さが影響を与えることもあります．以前ある症例で，試適の時にサシスセソの発音がおかしかったため，上顎の蠟義歯の両側大臼歯部の舌側を薄くしたところ，問題が解決した経験がありますので，舌房を十分に確保することも必要です．

Q5-33 アングルⅡ級の前歯部人工歯排列はどうすればよいでしょうか．

上顎の前歯は審美性を重要視し，どのような嚙み合わせであろうとそれを優先させることが必要です．

このような場合，いわゆるデュアルバイト（前方・後方のどちらでも嚙み合わせがある）であることが多いと思いますが，前歯部が空いてしまうのはよくありません．それでは，結局義歯が安定しないと思います．本来は後方で嚙み合わせが安定することが理想的ですが，その位置で前歯が開口状態であるのはよくないため，上顎舌側に棚を作り，下顎の前歯と合うようにしておきます．

下顎の前歯を前傾させて排列するのはよくありません．

いずれにしても，前方の嚙み合わせと後方の嚙み合わせの間に咬合干渉がないように調整しておきます．

Q5-34 私はいつも第二大臼歯の排列に悩んでいます．第二大臼歯を排列する役割について，先生のお考えをお聞かせください．

第二大臼歯はあまり咬合に関与させないほうがよいと思っています．

臨床経験も少なく，咬合調整がよくわからないようであれば，はじめから当てないほうがよいかもしれません．また，咬合させたとしても，側方運動では完全に当たりを逃がしたほうがよいと思います．自信がなければ中心咬合位でも当てないほうがよいと思いますが，さりとて人工歯を排列しないのはよくないと思います．食物を口の中でうまく食塊にするためにも，第二大臼歯の排列は行ったほうがよいでしょう．

Q5-35 上顎顎堤が下顎顎堤に対して小さい場合，人工歯の排列，特に臼歯部の咬合様式，排列位置はどのようにすればよいのでしょうか．

　私は交叉咬合に排列いたしません．このような症例では，頬側咬頭を当てないリンガライズド・オクルージョンに尽きるのではないでしょうか．そして排列位置はパウンドラインを参考にしていきます．

　リンガライズド・オクルージョンにするための前提条件としては，上顎の印象が的確に採れていることです．上顎顎堤が小さいとのことですが，ほとんどの場合，天然歯のときから小さいのではなく，無歯顎になり，歯槽骨が吸収して小さくなったものと思われますので，本来あるべき歯槽骨のボリュームを印象で十分に再現することです．その上で排列すれば，顎堤の大きさにとらわれずに排列ができるはずです．

　したがって，大切なことは問診時に天然歯がどういう状態だったかを確認することです．天然歯のときからすでに臼歯・前歯ともに反対となる状態であったのなら，これはもう一般開業医の手には負えないのではないでしょうか．

Q5-36 患者さんの顎運動のタイプ（グラインド型やチョッパー型），または年齢や主訴（痛い，外れる，よく嚙めない）などによって咬合面形態を変える必要はあるのでしょうか．

　私は変える必要はないと考えています．的確な印象を採ることにより，まず静止状態の痛みや脱離などがないことを確認できたら，中心位で義歯が動かされないような咬合を与えることです．私はリンガライズド・オクルージョンを与えています．

　巷間「リンガライズド・オクルージョンは痛くない」といわれますが，それは調整点が少ないために中心位で動かない義歯を作りやすいこと，そして頬側咬頭の当たりを逃がしているために側方運動時に義歯が動かされないことが大きな要因であろうと思います．難しい症例ほどリンガライズド・オクルージョンが適しているのではないかと考えています．

Q5-37 日本人の食習慣（米をつぶす咬合）にはリンガライズド・オクルージョンは合わないのではないでしょうか．

　そうでもないと思います．安定した咬合を与えれば大丈夫です．

　上下顎の人工歯というものは，そんなにビッチリと当たっているものでもありません．

▶▶▶ 在宅歯科診療における中心位の採得

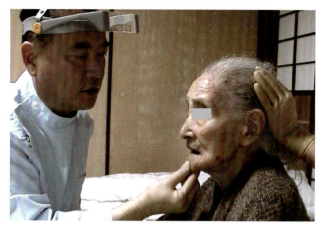

22 訪問診療ではなるべく新義歯製作は行わず，旧義歯の改善にとどめているが，第一選択は粘膜面の改善ではなく，咬合関係の改善としている．そして，訪問診療時にも一番大切なのが下顎位の誘導である．座ることができれば起き上がってもらい誘導する．このときに大切なのは頭位を保持することである．

私たちは米飯を食べるとき，歯で徹底的にすり潰してから飲み込んでいるのではありません．飲み込める程度の塊にすればよいのです．実際的な摂食とテストフードの粉砕状態との関連性だけで，向き不向きを判断しないほうがよいのではないでしょうか．

Q5-38 寝たきりで顎位が偏位している患者さんの咬合調整はどのように行えばよいでしょうか．

顎位の基本は中心位です．寝たきりであっても，座位を保つことができ，ヘッドレストがあれば，在宅でも中心位を求めることができると思います（**22**）．

ただし，体がかなり傾斜しているために顎位がいつも横に偏位している状態にある場合は，でき得れば中心位での左右均等な調整をすると同時に，偏位している位置でも均等な咬合を求め，中心位の位置と偏位している位置との間の咬合干渉を除去していくことが必要です．

Q5-39 上顎前歯部にフラビーガムのある患者さんに義歯を装着しましたが，上顎義歯が突き上げられているようです．このようなときの咬合調整はどう行えばよいのでしょうか．

フラビーガムの場合は顎堤自体がコンニャク状であるため，義歯の安定がなかなか得られません．したがって，このような症例では前歯部に力がかからないように印象されていることが前提条件です．

また，義歯の突き上げは前歯が当たっているためだけではなく，小臼歯部が強く当たっていることが原因の場合もありますので，上顎を臼歯部によく押し付けておいて咬合採得し，リマウントして咬合器上で咬合を診査，咬合調整するのが一番の近道です．

STEP

6 / 7

コピーデンチャーテクニック Q&A

Essence（再掲）

① 咬合堤つき個人トレーとして作る場合は，ピンク（歯肉色）1 色で作る
② 治療用義歯として作る場合は，白（歯冠色）1 色で作る
③ いずれの場合も 1 色で作る

Essence（再掲）

① 術者の判断により印象採得・咬合採得を行う場合は，咬合堤つき個人トレーとして改造する
② 咬合関係や床縁形態のあり方を確認してから印象採得・咬合採得を行う場合は，治療用義歯として改造する

＜上顎後縁部の設定についての Q&A ＞

Q6・7-1 先生はすべての患者さんにポストダムを与えているのでしょうか．

　私はどのような印象の採り方をしても，全症例にポストダムを付与します．
　一般にポストダムの付与方法には，模型のカービングによるもの，印象時に付けるもの，そして完成義歯にレジンなどで付与するものがありますが，私はカービングによってポストダムを付与しています（1〜6）．カービングには専用の彫刻刀を使用します（ポストダムカーバー）．まずはじめに，口腔内の後縁部付近を指で軽く圧接して，どのくらい彫れるのか見当を付けます．その後，カービングを行っていくのですが，まわりにビーディングするように彫るのではなく，後縁部にいくに従って深くなるように彫っていきます．

Q6・7-2 十分吸着する形態に印象が採れ，その通りに床縁が設定されていれば，ポストダムは必要ないのではないでしょうか．

　総義歯の維持は辺縁封鎖によって行われますが，後縁部も封鎖すべき場所のひとつです．
　上顎にも下顎にも，総義歯に吸着を与えるための "辺縁封鎖線" とでもいうべきものがあり，その封鎖線が 1 カ所でも切れると封鎖がなくなってしまいます．特に上顎義歯床の後縁部は，頬側辺縁部と違って粘膜が被ることがなく，平面と平面が接触しているため，

▶▶▶ カービングによるポストダムの付与

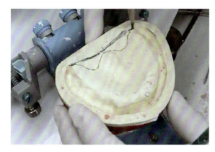
1 模型上にポストダムの外形を描く.

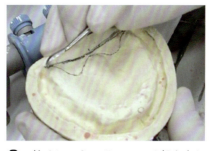
2 始めにハミュラーノッチ部を少し彫り込んでいく.

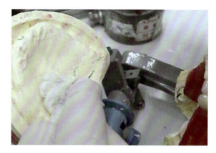
3 ティッシュペーパーに水を含ませ，それで模型を濡らしながら彫っていくと模型が欠けない.

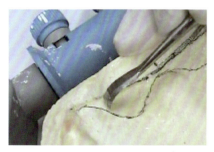
4 真ん中にいくに従って，さらに後ろへいくに従って深くなっていく.

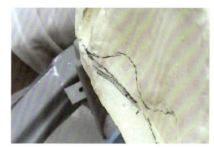
5 左側半分が完成.

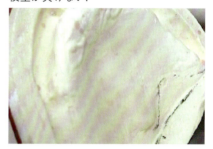
6 両側のカービングが終了. ビーディングするのではなく，後縁部にいくに従って深くなるように彫っている.

ポストダムを作り，積極的に封鎖を求めなければなりません．いくら頰側辺縁部に素晴らしい形態が与えられていても，後縁部の封鎖が悪いと義歯は脱落しやすくなります．

Q6・7-3 ポストダムの大きさなどを決める際，口蓋の状態に応じた基準はありますか．

　私は模型をカービングすることでポストダムを付与していますが，時期については金属床かレジン床かで違っています．金属床義歯の場合は，咬合採得をするときに金属床の蠟堤で行うため，その段階ではもう付与しています．レジン床義歯の場合は，埋没する直前であったり，咬合床作製の段階であったりとケース・バイ・ケースで，特には決めていません．また，ポストダムはビーディングのようにするのではなく，奥へいくに従って段々深くなるようにしています．

＜ボクシングについての Q&A ＞

Q6・7-4 ボクシングのラインとして，可動粘膜部へはどの程度（何mmくらい）立ち入っていいのでしょうか．また，私はボクシングプラスターの代わりにシリコーンパテの単体を使用しているのですが，これで問題はないでしょうか．

　ボクシングラインは印象辺縁の外側の最大豊隆部にします．
　また，ボクシングにシリコーンパテ単体を使用するのは，とてもよい方法だと思います．

▶▶▶ CDフラスコとアルジネート印象材によるボクシング

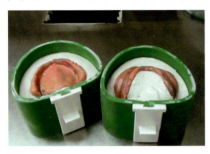

7 私はCDフラスコ（松風）とアルジネート印象材を利用してボクシングを行っている．

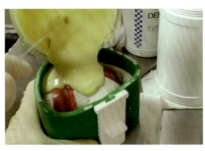

8 石膏を注入する．

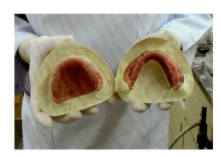

9 周囲をちょうどよい大きさまでトリーマーで削合し，作業模型を完成する．

＜石膏模型の作製についてのQ&A＞

Q6・7-5 ボクシング時に使う石膏はどこのメーカーのものがよいですか．

現在，私はボクシング石膏の代わりに，アルジネート印象材を使用しています（**7〜9**）．

Q6・7-6 CDフラスコを使用したボクシングのとき，石膏を流す前に印象面に分離材を塗っているのでしょうか．

分離材は塗っていません．

分離材を塗らなくても剝がれます．心配な場合はワセリンを塗っておくとよいでしょう．

＜咬合器付着についてのQ&A＞

Q6・7-7 半調節性咬合器がよいとはわかっているのですが，平均値咬合器しか持っていません．それでも大丈夫でしょうか．

総義歯臨床にとって必要なのは，側方運動の精密さよりも中心位の咬合がしっかりと確立されていることです．その意味からも，中心位がしっかりとしている咬合器であれば，平均値咬合器であってもすべての総義歯を作製することができるでしょうし，それで十分だろうと思います．

平均値咬合器というものは，半調節性咬合器に比べて"いい加減な咬合器"というわけではありません．ただ，側方・前方の運動路が平均値であるということです（平均値ということは，多くの人の動きに近いということでもあります）．全調節性咬合器を総義歯臨床に使うことは不可能ですし，半調節性咬合器で総義歯を作れば口腔内での調整がまったく必要なくなるわけではありません．だとすれば，中心位がしっかりしている平均値咬合器で作製し，側方運動もある程度調整し，最後に口腔内で生体に合った動きを調整していけばよいのではないでしょうか．

仕事に誤差が入らないようにする一番の方策は，なるべく作業を単純化することです．

▶▶▶ Dr. Earl Pound が提唱したパウンドラインと私のパウンドライン

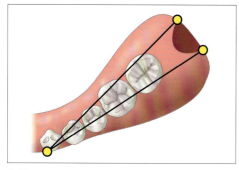
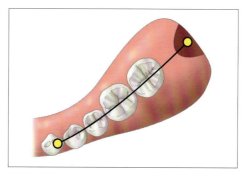

10 Dr. Earl Poundが提唱したパウンドラインは，下顎犬歯の近心隅角とレトロモラーパッドの頬舌側を結んだ三角形を下顎人工歯の排列基準としている．

11 私のパウンドライン．下顎犬歯の尖頭とレトロモラーパッドの真ん中を線で結び，そこを下顎臼歯の中央溝とする．

<人工歯排列についてのQ&A>

Q6・7-8 人工歯排列においてオーバージェット，オーバーバイトをどう決めていますか．

ともに2mm与えています．

中心位で前歯部は接しないようにするのが総義歯における咬合のひとつのポイントである，と私は考えています．

Q6・7-9 人工歯はパウンドラインに沿って排列するとのことですが，下顎前歯の排列が誤っている場合は参考にならないのではないでしょうか．

その通りです．そのためにも下顎前歯の排列がとても重要になってきます．

下顎前歯は上顎前歯の位置に左右されます．そして上顎前歯の排列は，審美性というあまり科学的とはいえない，どちらかといえば芸術的な要素に依存しています．ですから，ある意味でパウンドラインは科学的ではないともいえます．しかし，実際にそれで排列してみると，それが一番適切な位置に排列できるため，現在はそれを基準に排列しています．

前歯と臼歯はまったく関連がない，というわけではありません．無理をしない自然な感じの前歯の排列が臼歯の排列位置に影響を与える，ということがいえます．したがって，臼歯部の排列位置に疑問を感じたのなら，パウンドライン一辺倒ではなく，下顎臼歯部の頬側床縁と舌側床縁の真ん中に人工歯が排列されるのだと考えてください（10・11）．

Q6・7-10 パウンドラインと歯槽頂線の関係はどうなっているのでしょうか．

下顎は垂直に吸収していくため，パウンドラインは大体歯槽頂にきます．

実際にパウンドラインに並べて，顎堤との関係を観察してみるとよくわかると思います．

＜完成した義歯についてのQ&A＞

Q6・7-11 人工歯はどのくらい磨耗したら交換すべきでしょうか.

　患者さんにより咬耗の度合いが違うので何ともいえませんが，臼歯部が磨耗してくると前歯部が当たってくるようになります．そうなると，「上顎義歯がゆるくなった」といって来院してきます．そのとき，咬合調整で治せるものなら治してしまいますし，かなり咬合高径が低くなっていればリマウントして人工歯を交換します.

　ただ，患者さんによっては「もう新しい義歯を作って欲しい」という希望を持っている方も意外に多いので，それは患者さんの希望を聞いた上での判断になると思います.

Q6・7-12 装着時に下顎義歯が浮き上がってしまう場合，どう対応したらよいでしょうか.

　完成した総義歯の維持が悪いことの原因は2つ考えられます．ひとつは辺縁封鎖が悪い場合，そして咬合が悪い場合です.

　義歯を粘膜に押し付けると吸着しているが，噛んで口を開けると外れる……．これは咬合が原因です．そのために噛んだ瞬間に義歯が外れるのです．また，辺縁封鎖に問題がある場合は，フィットチェッカーなどで辺縁封鎖の不完全な部分がないかを診査しますが，それには順番があります．まず，舌小帯部に付けて診査し，その次に左右どちらかのレトロモラーパッド，そして反対側のレトロモラーパッド，S字カーブ部，最後に唇側辺縁部，という順番に診査しますが，たとえば舌小帯部に付けて浮き上がらなくなれば，その部分だけを即時重合レジンで修正すればよいのです．ただむやみに床裏装をしてもよくありません．義歯が汚くなってしまうだけです.

　しかし，一番大切なことは義歯の形を覚えることです．装着のときに下顎義歯が浮き上がってからどう対処するかを考えるのではなく，浮き上がらない義歯を作るために必要な辺縁の形態，義歯の形を覚えることです.

　辺縁封鎖に問題がある場合は床裏装により辺縁形態を修正しなければなりませんが，上顎は手を離しても落ちてこない（ほとんどの場合はそうだと思います），下顎は1横指半程度の開口で浮き上がらない，そのような状態であればそれ以上の吸着を得るために床裏装をする必要はありません．そのときは咬合調整で対応します．ただし，かなり顎堤が吸収している場合は咬合調整時の安定が難しいため，リマウントして咬合器上で咬合調整を行ったほうがよいと思います.

Q6・7-13 義歯装着時に痛みを訴える患者さんに対してデンスポットで粘膜面の当たりを調べるとき，ロールワッテを両側において噛んでもらっているのですが，かえって無理な力が加わっているようにも思えます．これは適切な処置でしょうか.

　適切な処置だと思います．その義歯の咬合に問題がなければ咬合させてもよいと思いま

▶▶▶ デンスポットによる下顎粘膜面の診査

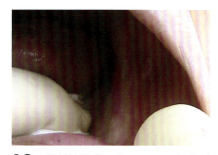
12 褥瘡性潰瘍になっている部分がはっきりしているならば，そこをスポット調整する．

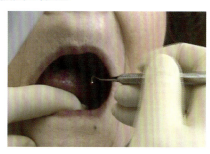
13 潰瘍の部分に口紅を付ける．

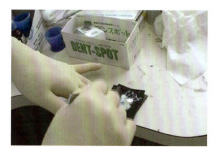
14 さらに義歯床にはデンスポットを塗布する．

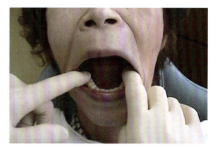
15 義歯を口腔内に入れたら，咬合面から強く押してみる．

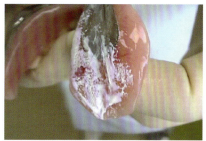
16 デンスポットと口紅ではっきりとその部分が特定される．

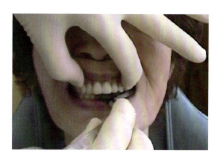
17 咬合もかならず診査する．

すし，私は咬合面から指でギュッと押さえ，少し義歯を揺らすようにして痛くないかを患者さんに聞いています（12〜17）．その程度の動きで痛みが出るようであれば，そこは粘膜面を削合しておいたほうがよいと思います．

　義歯というものはまったく動かないわけではありません．そのくらいの動きで接触している粘膜面は当たりを逃がしておき，それから咬合調整です．

Q6・7-14 適合診査にホワイトシリコーンの適合試験材を使用する場合，下顎に関しては素晴らしい材料だと思いますが，上顎に関しては粘膜の被圧変位量の問題で純粋に適合を検査できないと思いますがいかがでしょうか．

　その通りだと思います．私も上顎にはホワイトシリコーンの適合試験材は使用いたしません（18・19）．

Q6・7-15 痛みのある部位に対する粘膜面の削合は，どのくらい削るかの目安はあるのでしょうか．

　数値で申し上げるのは難しいのですが，少しずつ削合調整をしていきます．
　ただし，他院で作られた義歯で「痛くて入れていられない」という主訴で来院してきたものであれば，かなり大きくくり抜くように削合してしまいます．「他院ではなかなかと

▶▶▶ デンスポットによる上顎粘膜面の診査

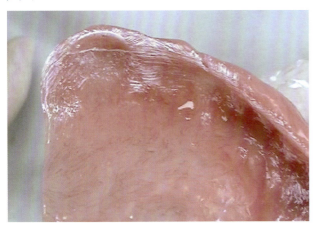
18 特に上顎は，ホワイトシリコーンの適合試験材よりもデンスポットのほうが的確に診査できる．

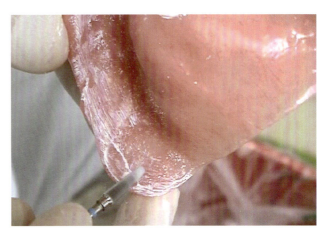
19 当たっている部分が明確になるので，そこを削合する．

れなかった痛みが，こちらでは瞬時に治った」という劇的な印象を与えたほうがよいと考えているからです．

Q6・7-16 痛みを訴える患者さんの場合，早期接触のために義歯が押されてスライドし，結果として粘膜に痛み（当たり）が出るとのお話ですが，具体的にはどのように当たりが出るのでしょうか．

　義歯の動きで粘膜に当たりが出るのは，"どこにどう"と一言でいうのは大変難しいのですが，たとえば前歯の接触が強いと，下顎前歯部唇側の顎堤が痛くなりますし，下顎左側の第二大臼歯が当たっていると，右側の舌側が当たったりします．また，粘膜が薄い部分に痛みが出やすいということもあります．ただ，「ここの痛みの原因はここだ」とははっきりいえないものなので，そのことを考えるよりも，義歯の早期接触を的確に発見することに重点をおいたほうがよいでしょう．早期接触がよくわからなければ，リマウントをしてみてください．結構はっきりとわかります．

Q6・7-17 褥創性潰瘍ができているとき，軟膏などは使用されていますか．

　新義歯装着後に出る褥創性潰瘍には使いません．

　患者さんの「薬を付けてください」という強い希望があれば別ですが，義歯が原因で起こっているものは義歯が当たらなくなればすぐ治ります．

Q6・7-18 新義歯装着時，先生は患者さんに「夜は義歯を外すように」と指示していますか．

　私は夜に義歯を外すようには指示していません．外しても外さなくても，どちらでもよいと考えています．

▶▶▶ テストフード

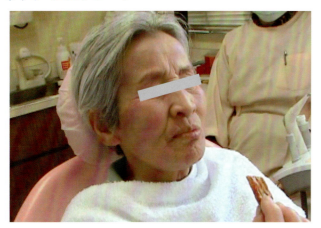

20 最後は食べてもらって確認するが，診療室では「お煎餅」でしかチェックのしようがない．

「夜，急に火事になったり地震があって急いで逃げ出したとき，入れ歯を忘れてきたら大変だから，夜も入れ歯を外さない」という方もおりますし，「主人も子どもたちも私が入れ歯だってことは知らないから，夜も外したくない」という方もおります．そのような患者さんには「外しておいたほうが粘膜が安静になっていいんだ，という考え方もあるんですよ」と説明はしますが，「ご自分が生活しやすいと思うほうでいいですよ」と話しています．そして，「大切なことは食事をしたらよく義歯を洗い，清潔にしておくことです．そうすれば，入れておいても外しておいてもいいですよ」と，かならず付け加えます．

Q6・7-19 フルバランスド・オクルージョンの旧義歯をリンガライズド・オクルージョンの新義歯に変えたとき，患者さんに何か噛み方の注意を与えているのでしょうか．

何も与えていません．「普通に使ってください」と話しています．

私は新義歯装着後，様子をみるために少なくとももう一度は来院してもらっていますので，食事などで不都合があればそのときに患者さんから訴えてきます．

ですから，その訴えがあった場合に，それに対して調整をするようにしています．

Q6・7-20 新義歯を装着したとき，軟らかい食べ物から硬いものへ徐々に食べていくよう，患者さんに指示したほうがよいのでしょうか．

私は食べ方については指導していません．患者さんは新しい義歯を入れて家へ帰ると，いろいろなものを食べて試してみるものです．仮に痛くて噛めなかったり力が入らなければ，自分でもそれ以上は無理をしません．ですから，好きなものを食べてもらえばよいのではないでしょうか．「うまく噛めない」と訴えられたときは，改めてその原因を探り，咬合調整，粘膜面の削合などで対応していきます．

Q6・7-21 先生は，テストフードとしてお煎餅を使用されていますが，ほかには何も試さないのでしょうか．

　保存が容易なお煎餅だけにしています（**20**）．それも少し細長いものを選んでいます．なぜなら，食べ方を観察するためです．「どうぞ食べてみてください」といったときに，そのお煎餅を小さく割って食べる方は，旧義歯が食べられないものであったため，習慣でそうしているのです．いままでお煎餅が食べられず，「これ，食べられるのかな……」とつぶやきながら食べる方もいます．そして，1週間ほど新義歯を使ってもらい，次回来院時にまた同じお煎餅を出し，もし割らずにそのままかじれば，"新義歯は食べられる""前歯でかじることができる"ということが観察できます．

　また，装着時にテストフードを食べさせる際，"どちら側ではじめにかじるか"を観察します．はじめに噛む側が噛み癖側です．それがわかれば，とりあえず使うのは噛み癖側ですから，側方運動の調整はそちらを重点的に行うのです．

Q6・7-22 吸着も咬合も満足のいく義歯を装着した場合，よく噛めるために人工歯の磨耗が激しく，1年にも満たないうちに咬頭が咬耗し，咬合高径も変化してしまいます．何か咬耗を減らす工夫はないでしょうか．

　人工歯の磨耗は避けられない問題であり，材料的には陶歯を使うほか手がなさそうです．しかし，私は硬質レジン歯を使用していますが，それほど短期間で大きな咬耗を経験したことはありません．

　「噛めると咬耗が速い」とのお話ですが，人工歯の磨耗は摂食時よりも空口時に起こるのではないかと私は考えています．したがって極端に咬耗が激しい場合は，よく噛めるためではなく，義歯が外れやすいことに原因があるのです．装着して間もないのに咬耗が多くみられる場合は，食事中ではないときに上顎が落ちたり下顎が浮き上がったりし，上下の歯がカチカチと当たって咬耗が多数できるのではないでしょうか．

　咬耗が起きてしまった場合は，人工歯を取り替えるしか打つ手がありません．この場合は義歯を預からなければならないため，あらかじめ日を決めて歯科技工士さんに頼んでおき，"朝10時頃に預かって咬合器につけ，夕方3時頃までにお返しする"というのがよいのではないかと思います．

　また，人工歯の咬耗について心配されるのであれば，1年に一度は経過観察をしたほうがよいと思います．

Q6・7-23 長期間使用していた義歯の臼歯部が磨耗して前歯が当たってきた場合，臼歯部の咬合高径を上げるのでしょうか，それとも前歯部を削合するのでしょうか．

　たいへんよいご質問です．前歯部を削合するだけではなく，臼歯部の咬合も変化してい

第Ⅲ章　7つのステップをもっと理解するためのQ&A

▶▶▶ 咬耗による咬合高径低下への対応

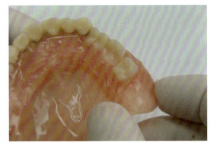 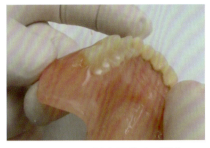 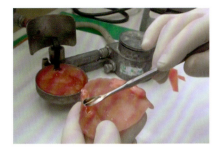

21・22 舌側咬頭が咬耗して咬合が低下していたので，側方運動時に脱落しやすくなっていた．

23 頰側咬頭と同じ高さにパラフィンワックスを盛り上げていく．

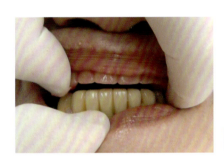

24 最終的には顔貌を参考にしながら顎位を決定していく．

るはずですから，そこを調整する必要があるでしょう（21〜24）．

　咬耗しているわけですから，臼歯部の咬合高径を上げることが必要ですが，その咬耗の程度がどのくらいかをみるためと，臼歯部の咬合挙上は即日では無理なことが多いため，とりあえず咬合調整を行い，一度様子をみたほうがよいと思います．

Q6・7-24　手順通りに製作した総義歯なのに，装着すると「うまく噛めない」といわれます．失敗の原因をどう探していけばよいでしょうか．

　総義歯製作のステップごとに確認していくことが大切です．

　"印象はこれで大丈夫か" "顎位はこの位置でよいか" "排列はどうだろう" など，ステップごとに確認し，ひとつひとつハードルを越えていかなければなりません．完成してから「全然ダメだった……」ということになると，失敗の原因がどこだったのかわかりません．

　また，ステップごとの確認は行ってきたのに「うまく噛めない」といわれたとき，その対処法はひとつだけです．リマウントをするのです．リマウントして咬合調整を行い，さらに口腔内で微調整すれば，それで大丈夫です．そこまでのステップをきちんと確認してきているのであれば，咬合調整を行えばかならず収まります．

　ということなのですが，実はコピーデンチャーを使えば，印象採得の時点でこれらを見透すことができます．詳しくは本文を読んでください．

Q6·7-25 「吸着がよくて食事もできるが，きつくて普段入れていられない」といわれました．この場合，どのように対応すればよいでしょうか．

「きつい」「普段入れていられない」などといわれるとき，多くの場合は大臼歯部辺りの咬合が高いことが原因です．特に対合歯が天然歯の場合は噛み合わせが強くなりがちですので，十分全体にバランスを持った咬合を与えることに留意したほうがよいと思います．

Q6·7-26 新義歯装着後，患者さんから「舌が荒れるようになった」と訴えられました．原因とその対処法について教えてください．

2つの場合が考えられます．

まず，その患者さんがいままで義歯を入れていなかった場合，舌がデンチャースペースに入っていたため，そこに急に義歯が入ると舌がこすれ，舌は荒れやすくなります．

次に，いままでも義歯を入れており，新義歯装着後に荒れるようになった場合は，新義歯の舌側面に原因があると考えられます．術者の指で義歯の辺縁，舌側面，そして人工歯に咬合調整のために尖ってしまった部分がないかどうか，十分に触診してみる必要があると思います．

またこれらとは別の原因として，咬合高径が高いために噛みしめるような状態になっていることが考えられます．もともと噛みしめる癖がある患者さんも同様ですが，この場合は舌の横に人工歯の痕が付いていることがありますので，舌側をよく研磨したり，咬合調整をしながら経過観察を繰り返す必要があるでしょう．

Q6·7-27 患者さんから「下唇を噛む」といわれた場合，どうすればよいでしょうか．

私の経験では，下顎義歯の維持・安定が悪いときに起こることが多いようです．

食べようとすると義歯が動いてしまって唇を噛む，ということです．粘膜面にティシュー・コンディショナーや粉末状の義歯安定剤を入れ，とりあえず義歯を安定させてテストフードを食べてもらい，様子を観察するのが第一の手だと思います．

Q6·7-28 上顎前歯相当部の歯槽堤や結節部にアンダーカットがある場合，褥創性潰瘍を避けるためにリリーフを行ったほうがよいのでしょうか．

アンダーカットの処理はなかなか大変ですが，私は採れた印象のままに義歯を作ってしまいます．そして，アンダーカットがある部分は床の厚みを付けておき，できあがった義歯にデンスポットを塗り，義歯を着脱して診査し，当たっているところは落としていきます．

アンダーカットにみえていても，当たっていないこともあるため，あらかじめ落としておくことはしません．そして着脱で問題ないなら，そこではじめて違和感がないように床を薄くしていきます．さらに，上顎結節頬側部が出っ張っていても，床を途中で止めるの

▶▶▶ 骨隆起の削除

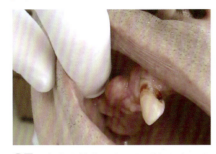
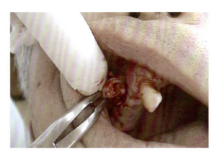
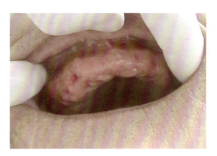

25 犬歯を抜歯しなければならないために総義歯となるが，大きな骨隆起があり，このままでは義歯が入らない．

26 高齢者にはなるべく観血的処置は避けているが，このくらいの骨隆起には骨整形が必要である．

27 犬歯の抜歯窩．骨隆起の痕がきれいになった．これで総義歯印象を採得することができる．

はよくありません．辺縁はかならず軟らかいところで終わってください．硬い部分の途中で終わると，かならずといってよいほど当たってきます．

　私は模型上にリリーフはいたしません．アンダーカットがあってもそのまま義歯を重合・完成してしまいます．そして，装着時にデンスポットで診査し，当たっている部分を削合していきます．すなわち，模型に絆創膏を貼ったり，鉛を貼ったりせずに，完成義歯の粘膜面を削っていくという方法でリリーフしていきます．義歯の着脱時に義歯と顎堤が擦れる部分は，装着時に削合したほうが絶対によいでしょう．これにはシリコーン系の適合試験材よりもデンスポットのほうが適しています．

　また，骨隆起が大きい場合や，骨が尖っていて触診すると痛いような場合は，骨整形をしたほうがよいかもしれません（**25〜27**）．

＜その他のQ&A＞

Q6・7-29 辺縁や粘膜面を修正し，吸着がよくなったコピーデンチャーをトレーとして印象を採ると，印象材の厚みが問題になってくると思いますが，印象時の圧のかけ方などはどうされているのでしょうか．

　コピーデンチャーを使って印象を採る場合に印象材の厚みが問題になるのは特に上顎の場合で，印象材がうまく排除されないために咬合が狂ってしまうことだと思います．

　したがって，粘膜面に印象材を入れた上顎コピーデンチャーを口腔内へ入れた後，後縁部に近い口蓋部に指を当て，強く押して後縁部からできる限り印象材を排除したほうがよいでしょう．下顎に関しては馬蹄型をしているため，印象材の厚みは考えなくてもよいと思います．

●参 考 文 献　＊私が読んできた総義歯の本の中で，特にお勧めの書籍をご紹介する．

1）総義歯の臨床テクニック
　　阿部晴彦／著（書林，1976）
　　大学を卒業してはじめて出会った総義歯の本．何回も何回も読んで，当時まだβだった阿部先生の講演のビデオテープを何回も何回もみた．そのころはまだ，現在提唱されている"正中矢状面を基準とすること"についてはいっていなかったと思う．阿部先生にはじめてお会いしたときにいわれた言葉は「総義歯の周りの筋肉を全部覚えろ」と「空口時の咬合調整が大切だぞ」ということだった．この本のはじめに書いてある「無歯顎臨床は，考古学であり建築学である」は至言だと思う．

2）患者との信頼関係を築く総義歯製作法―ティッシュコンディショナーを活用して
　　Earl Pound／著（わかば出版，2009）
　　これは1973年に発刊された本の復刻版である．Poundほど，日本の近代無歯顎臨床に影響を与えた人はいないかもしれない．ティッシュコンディショナーを使った治療用義歯という方法，リンガライズドオクルージョンという咬合様式，パウンドラインという臼歯部人工歯排列位置は，現在でも無歯顎臨床の基本になっている．

3）WATT & MACGREGOR コンプリートデンチャーの設計
　　D.M.Watt・A.R.MacGregor／著（医歯薬出版，1979）
　　この本の53頁に「上顎の人工歯を歯槽頂上あるいは歯槽頂間線上に排列する方法をやめなければならない」と書いてある．義歯の維持安定は周囲組織による義歯の抱き込みによるものである，と明確に記述されている．39頁に描かれている，水に浮かぶ板を女の子が押さえ，その上に男の子が登る絵は，すべてを語っている．

4）治療用義歯を応用した総義歯の臨床―いま総義歯に求められるもの
　　加藤武彦／著（医歯薬出版，2002）
　　90歳高齢者が珍しくなくなってきたいま，従来の歯槽頂間線法則から脱皮する必要があると説く加藤先生．在宅往診に対応できる義歯作りができなければダメ，食べられることを確認しないで帰ってくることなかれ，と述べている．とにかくこの本の表紙をみてほしい．総義歯の維持安定の原理がひと目でわかる．

5）ステップごとに答える 総義歯臨床120のポイント―吸着する義歯床・安定した咬合を得るために
　　村岡　博／著（ヒョーロン・パブリッシャーズ，1993）
　　私の父が書いた本である．Q&A方式で父の無歯顎臨床の考え方とその技法のすべてが網羅されている．私も本を何冊か書いたが，この本を読むたびに生涯父を越えることはできないと痛感する．

6）総義歯の臨床― Question & Answer
　　Bernard Levin／著（書林，1978）
　　Q&A方式で書いてある本で，とっても読みやすい．私の父の愛読書の一冊であった．だからたくさん附箋がついている．217頁に「新義歯をセットするときは下顎から入れなさい」と書いてある．上顎を先に入れ，その後に下顎を入れると上顎が落ちてくることがあるからだ．そうすると患者さんからの信頼を完全に失うことになる，とのこと．

7）カラーアトラス 誰にでもできる 下顎総義歯の吸着
　　阿部二郎／著（ヒョーロン・パブリッシャーズ，2004）
　　この一冊で何冊も本を出している先生方を圧倒してしまった重量級の本である．下顎総義歯の吸着という誰もが知りたいところをつきながら決して媚びていない．感覚的な要素が多い総義歯を科学にしていこう，という阿部先生の姿勢に脱帽．この本を読んだ若い先生方にとって，一番インパクトがあったのは「染谷のスジ」らしい．

8）義歯革命・押着義歯のすすめ
　　長谷川　清／著（第一歯科出版，2005）
　　根管長測定の権威が書いた入れ歯の本である．「押着」とは，義歯臼歯部頰側辺縁にある義歯を維持安定させるツボのことである．そのために長谷川先生は即時重合レジンを縦横無尽に使いこなす．大きな義歯と緊密な咬合は決してよい結果を生まないと説く，まさに目からウロコの本である．

9）義歯に学ぶ─塩田博文の義歯がうまくなる納得の技法セミナー
　　塩田博文／著（砂書房，2000）
　　塩田先生は，話すのもうまいが，書くのも早い．たくさん書いている．そして臨床的である．ここでは『義歯に学ぶ』を紹介したが，どの本もおもしろい．この本の中には先生の独壇場である「軟化パラフィンワックス臼歯部咬合法」について詳しく書いてある．先生の着眼点のすごいところは，「義歯の最後の決め手は咬合だ」といっているところだ．

10）これならできる明快総義歯作り─効率化を目指した総義歯規格作製法
　　松下　寛／著（砂書房，2003）
　　塩田先生の考え方に通じるところがあり，総義歯初心者にもわかりやすくかつ臨床的に解説されている．上顎の排列の形を将棋の駒にたとえたり，下顎の義歯の形態を足の形にたとえたり，とてもおもしろい．

11）Dental Mook 現代の歯科臨床6　総義歯の臨床ポイント
　　染谷成一郎／編（医歯薬出版，1984）
　　臨床家が書いた本だから，とても実践的である．だからといって，染谷先生が編者をしているくらいだから，単なる技術論に終わっていない．なかなか読みごたえがある．

12）総義歯臨床の押さえどころ
　　小林賢一／著（医歯薬出版，2001）
　　よい本だ．この本に総義歯のすべてが網羅されている．無歯顎臨床に携わろうと思う者は，まず本書を読み，また読み返し，この中に書いてあることはすべて知った上で臨床に取りかかるほうがよい．もちろん畳の上の水練と同じで，知識ばかりでは総義歯はできないが，でも無歯顎臨床に興味がある者はまず本書を読む必要があると思う．

13）図説 無歯顎補綴学─理論から装着後の問題解決まで
　　山縣健佑・黒岩昭弘／著（学建書院，2004）
　　山縣先生は日歯生涯研修事業でご一緒させていただいて，いろいろなことを教わった．黒岩先生にはいま私が行っているムービーによるケースプレゼンテーションの方法を教わった．この本は無歯顎臨床のすべてが書かれている．他の先生方の講演を聴くとき，本を読むとき，辞書のように使うとよいと思う．

14）歯科技工 別冊／クリニカル・コンプリートデンチャー
　　小出　馨・星　久雄・武藤晋也／編（医歯薬出版，2000）
　　小出先生たちが書いた"臨床家の教科書"である．大学で教わってきた一通りのことを，この本を読んで基礎から学び直すとよい．

15）QDT プラクティカルマニュアル 初心者のための総義歯製作法
　　佐藤幸司・石川功和・生田龍平／著（クインテッセンス出版，1999）
　　カリスマ歯科技工士である佐藤幸司，石川功和，生田龍平の3氏が『QDT』誌に連載したものを一冊にまとめたものである．総義歯は技工的な要素が多いので，歯科医もこの本は読んでおいたほうがよい．

村岡　秀明（むらおか　ひであき）

略歴
1947年　千葉県市川市に生まれる
1972年　神奈川歯科大学卒業
　　　　村岡歯科医院（東京都中央区）勤務
1976年　北海道の町立診療所赴任
1980年　千葉県市川市にて開業，現在に至る

著書
保険の総義歯をどう作るか，クリニカル・テクニック・シリーズ―1，日本歯科評論社（現・ヒョーロン），1996.
村岡秀明の総義歯臨床図鑑，デンタルダイヤモンド社，2002.
DVD・ビデオで見る村岡秀明の総義歯臨床ポイント，デンタルダイヤモンド社，2002.
村岡秀明の総義歯咬合採得 咬合調整，デンタルダイヤモンド社，2003.
DVD・ビデオで見る村岡秀明の総義歯咬合調整，デンタルダイヤモンド社，2003.
総義歯臨床ワンポイントQAブック，ヒョーロン・パブリッシャーズ，2003.
若手歯科医のための臨床の技50 総義歯，デンタルダイヤモンド社，2007.
総義歯という山の登り方（共編），医歯薬出版，2009.
今，保険の義歯をどう作るか（共著），ヒョーロン・パブリッシャーズ，2015.
その他，多数

診療所
千葉県市川市宮久保1-23-23
むらおか歯科・矯正歯科クリニック

本書は，2009年9月に初版を発行した『総義歯吸着への7つのステップ――コピーデンチャーテクニックとその応用』に，2003年8月に発行した『総義歯臨床ワンポイントQAブック』からQ&Aをピックアップして7つのステップに沿って再編し，かつ回答に加筆・修正を加え，第Ⅲ章として増補したものです．
よって，版としては『総義歯吸着への7つのステップ』の〔増補版〕となります．

*

本書の複製権・公衆送信権（送信可能化権を含む）は，（株）ヒョーロン・パブリッシャーズが保有します．本書を無断で複製する行為（コピー，スキャン，デジタルデータ化など）は，著作権法上の限られた例外（私的使用のための複製）を除き禁じられています．また私的使用に該当する場合でも，請負業者等の第三者に依頼して上記の行為を行うことは違法となります．

JCOPY ＜（社）出版者著作権管理機構　委託出版物＞
本書を複製される場合は，そのつど事前に（社）出版者著作権管理機構（Tel 03-3513-6969，Fax 03-3513-6979，e-mail：info@jcopy.or.jp）の許諾を得てください．

総義歯吸着への7つのステップ＋Q&A
コピーデンチャーテクニックと総義歯臨床Q&A

2009年9月2日　　第1版第1刷発行　　　　＜検印省略＞
2016年4月18日　増補版第1刷発行

著　者　村岡秀明
発行者　髙津征男

発行所　株式会社 ヒョーロン・パブリッシャーズ

〒101-0048　東京都千代田区神田司町2-8-3　第25中央ビル
TEL 03-3252-9261～4　振替 00140-9-194974
URL：http://www.hyoron.co.jp
E-mail：edit@hyoron.co.jp
印刷・製本：錦明印刷

©MURAOKA Hideaki, 2016 Printed in Japan
ISBN978－4－86432－030－6 C3047
落丁・乱丁本は書店または本社にてお取り替えいたします．